外反母趾と足底腱膜炎
自力でできるリセット法

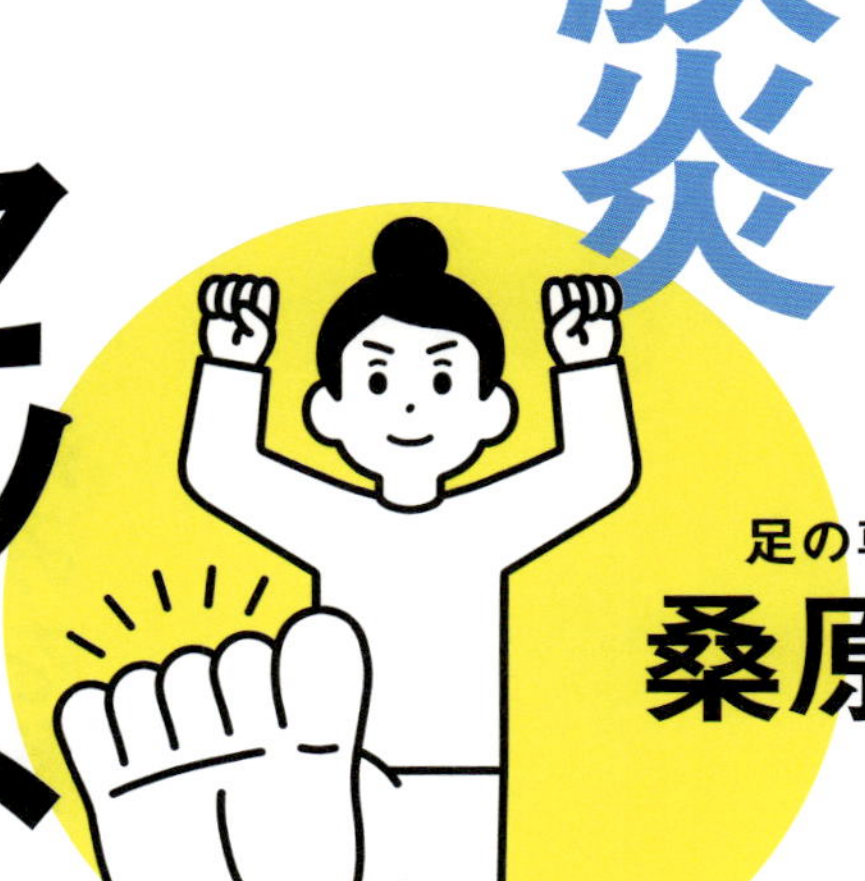

足の専門医
桑原 靖

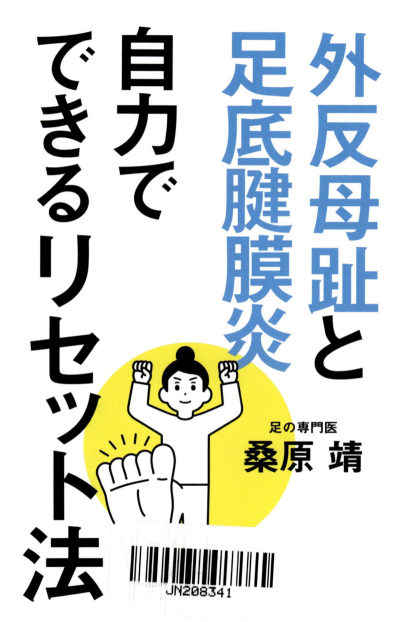

アスコム

この本は、
外反母趾《がいはんぼし》や足底腱膜炎《そくていけんまくえん》などの痛みを和らげ、
タコやウオノメなどを
できにくくする方法を伝授します。
ほとんどの日本人が抱えている
あらゆる足のお悩みを楽にして、
生活を快適にするお手伝いをします。

革靴やヒールの靴をよくはく（または、よくはいていた時期があった）
よく歩く、スポーツをする（または、していた時期がある）
そんな方にも、ぜひ読んでもらいたいと思います。

膝《ひざ》、股関節《こかんせつ》、腰に痛みやトラブルがある人も
「足」が大きく関係していますから、
きっとお役に立てるはずです。
そして、「自分には関係ない」
「よくわからない」と思ったあなたにも！

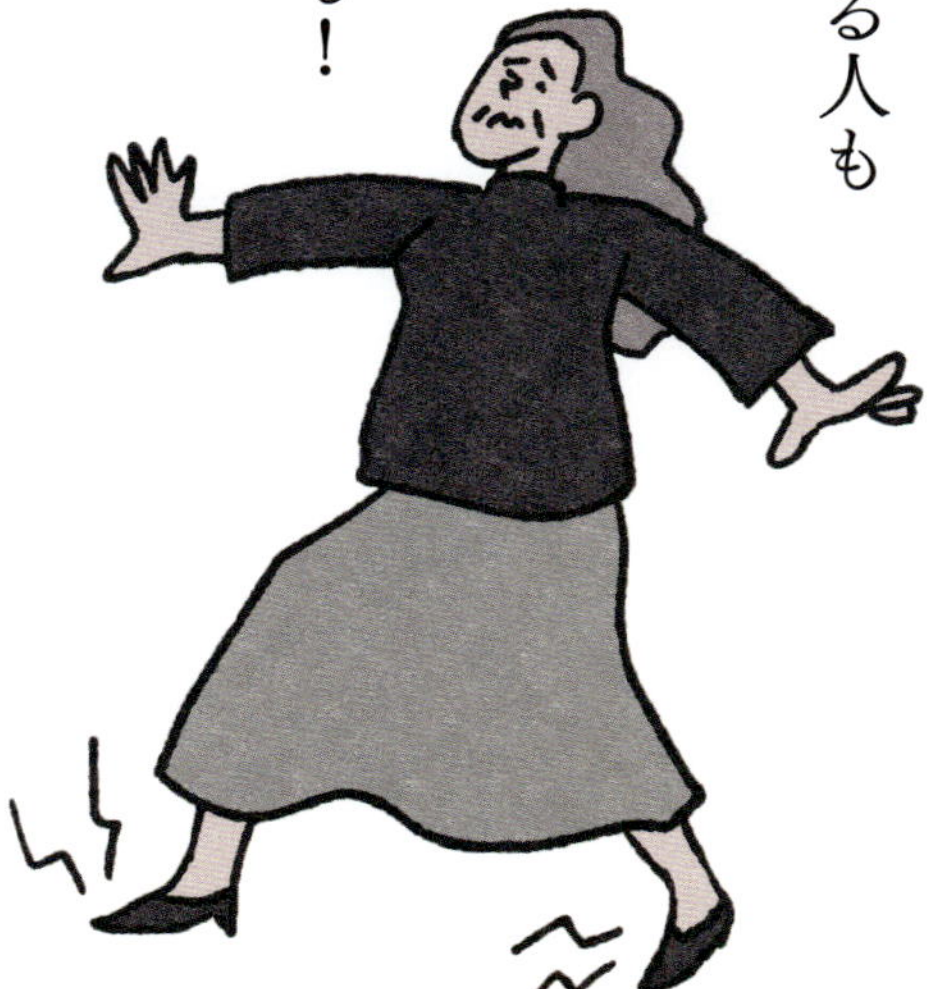

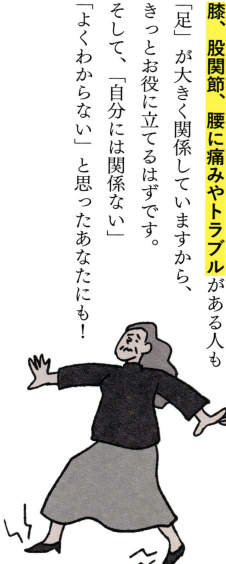

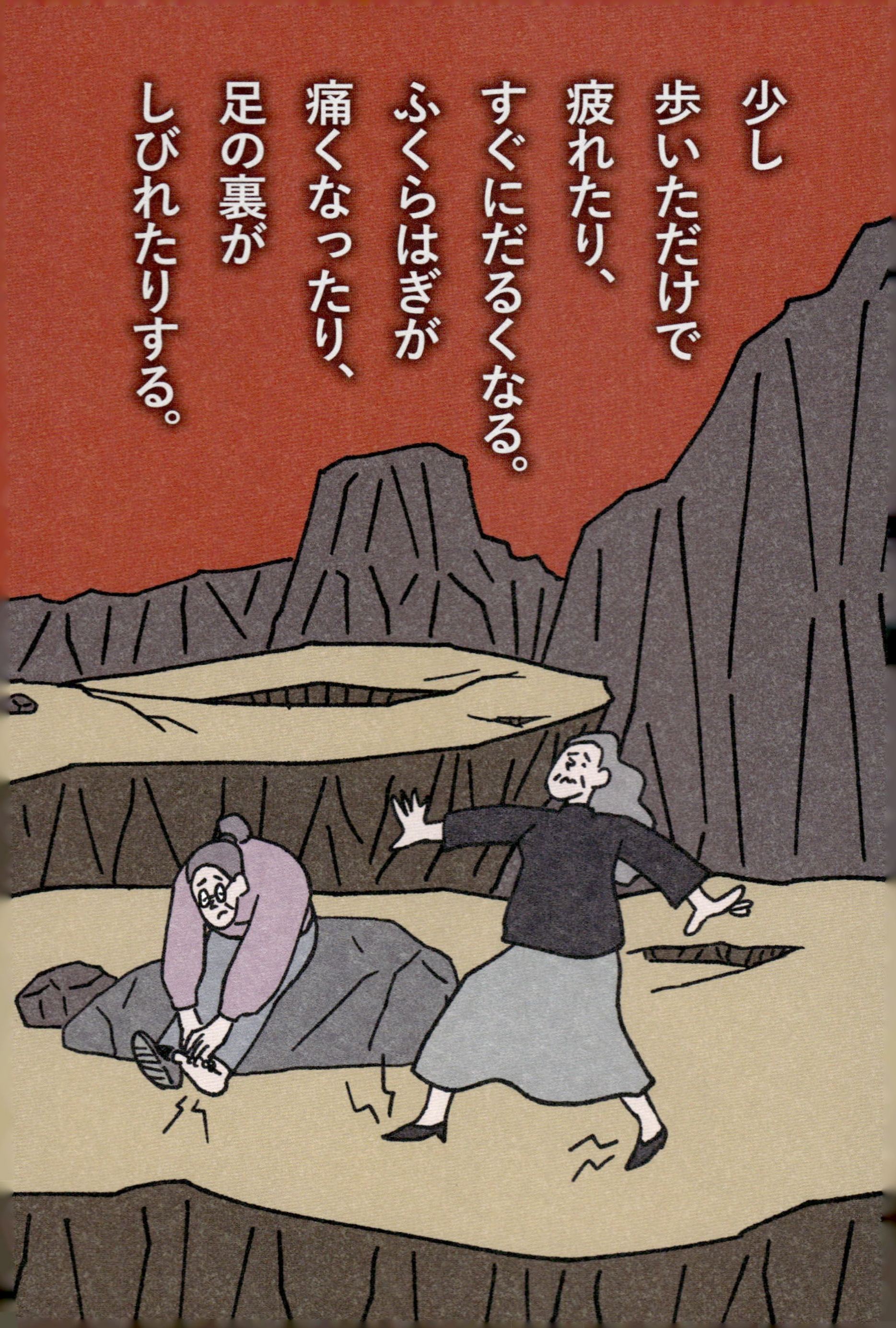
少し
歩いただけで
疲れたり、
すぐにだるくなる。
ふくらはぎが
痛くなったり、
足の裏が
しびれたりする。

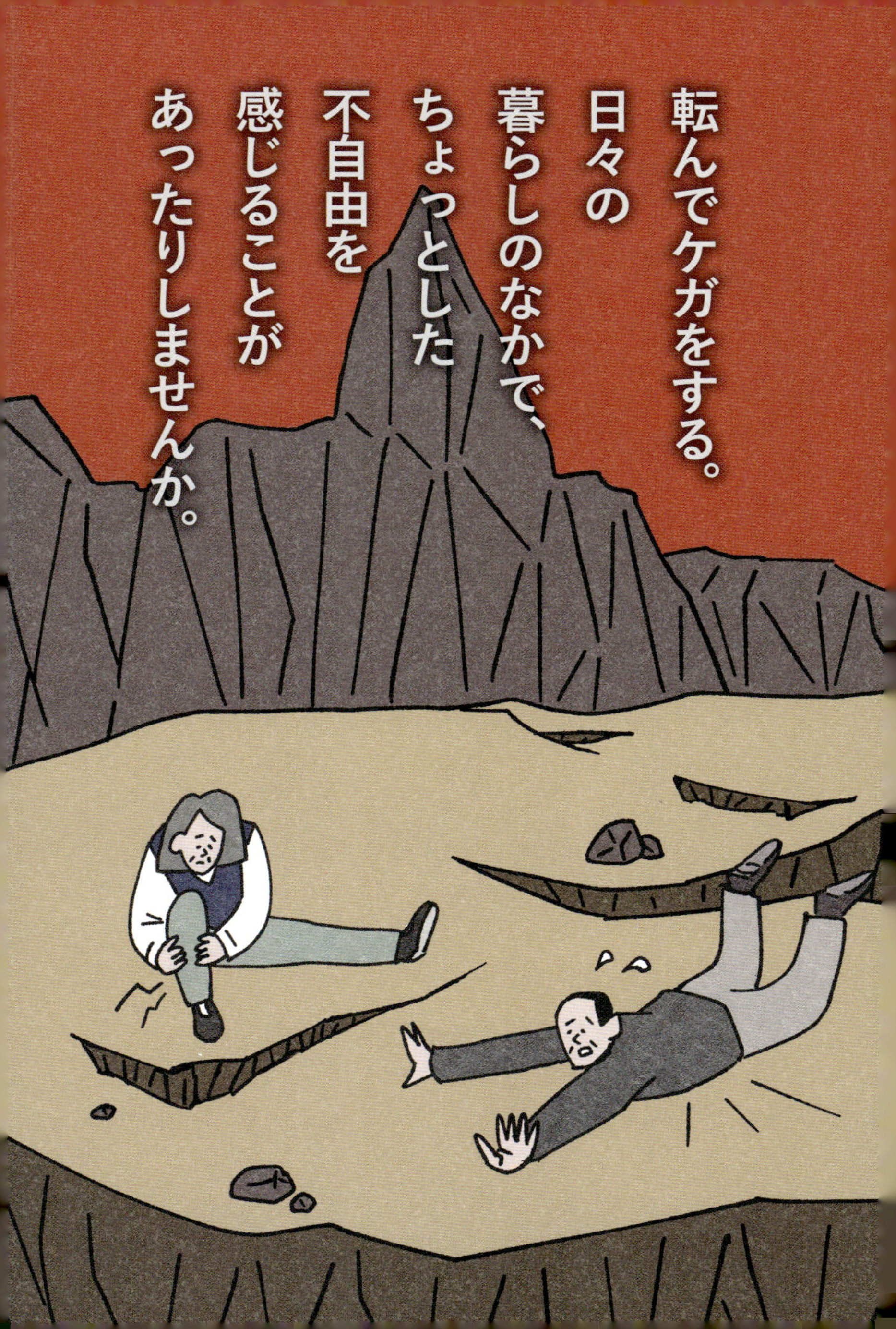
転んでケガをする。
日々の
暮らしのなかで、
ちょっとした
不自由を
感じることが
あったりしませんか。

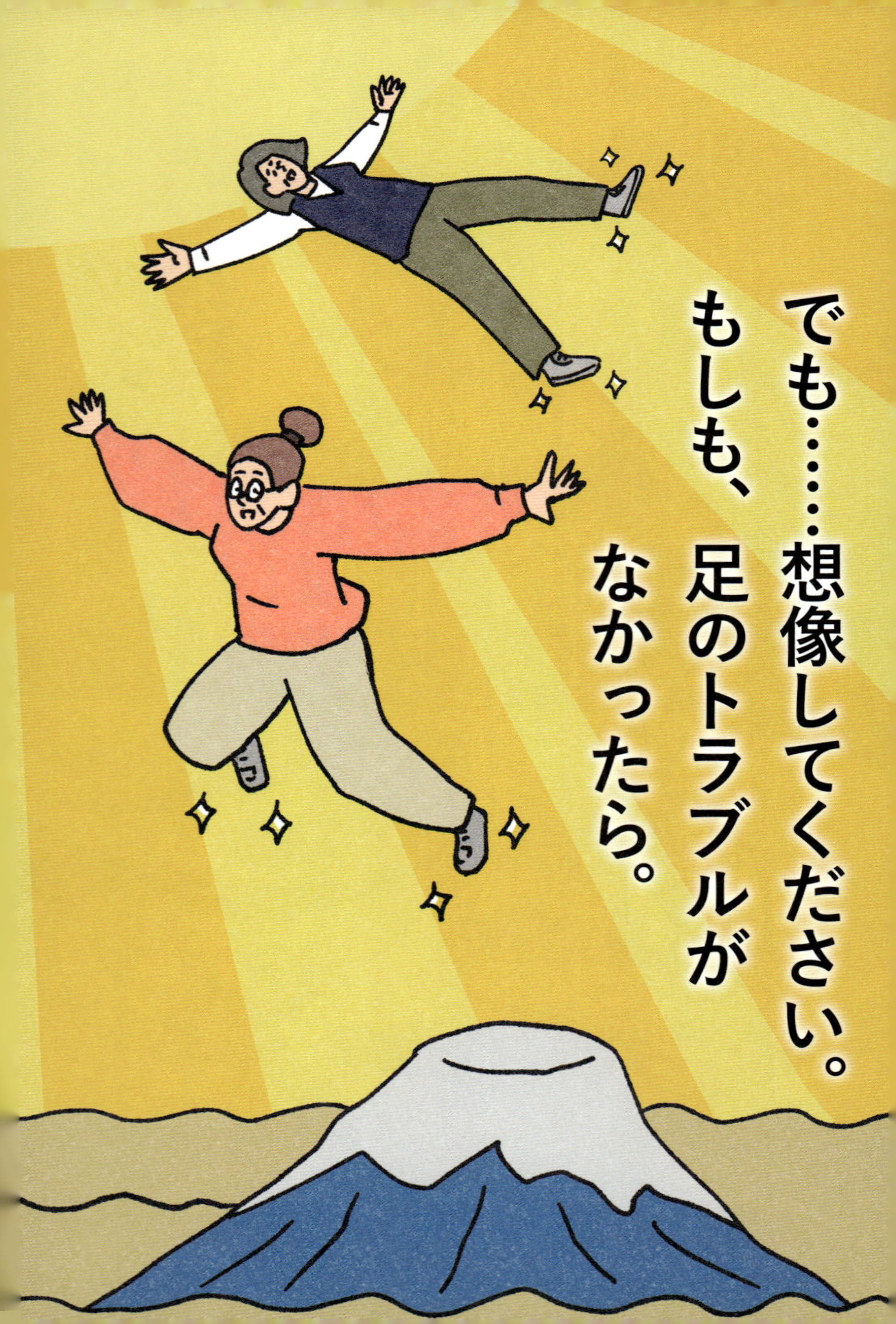
でも……想像してください。
もしも、足のトラブルが
なかったら。

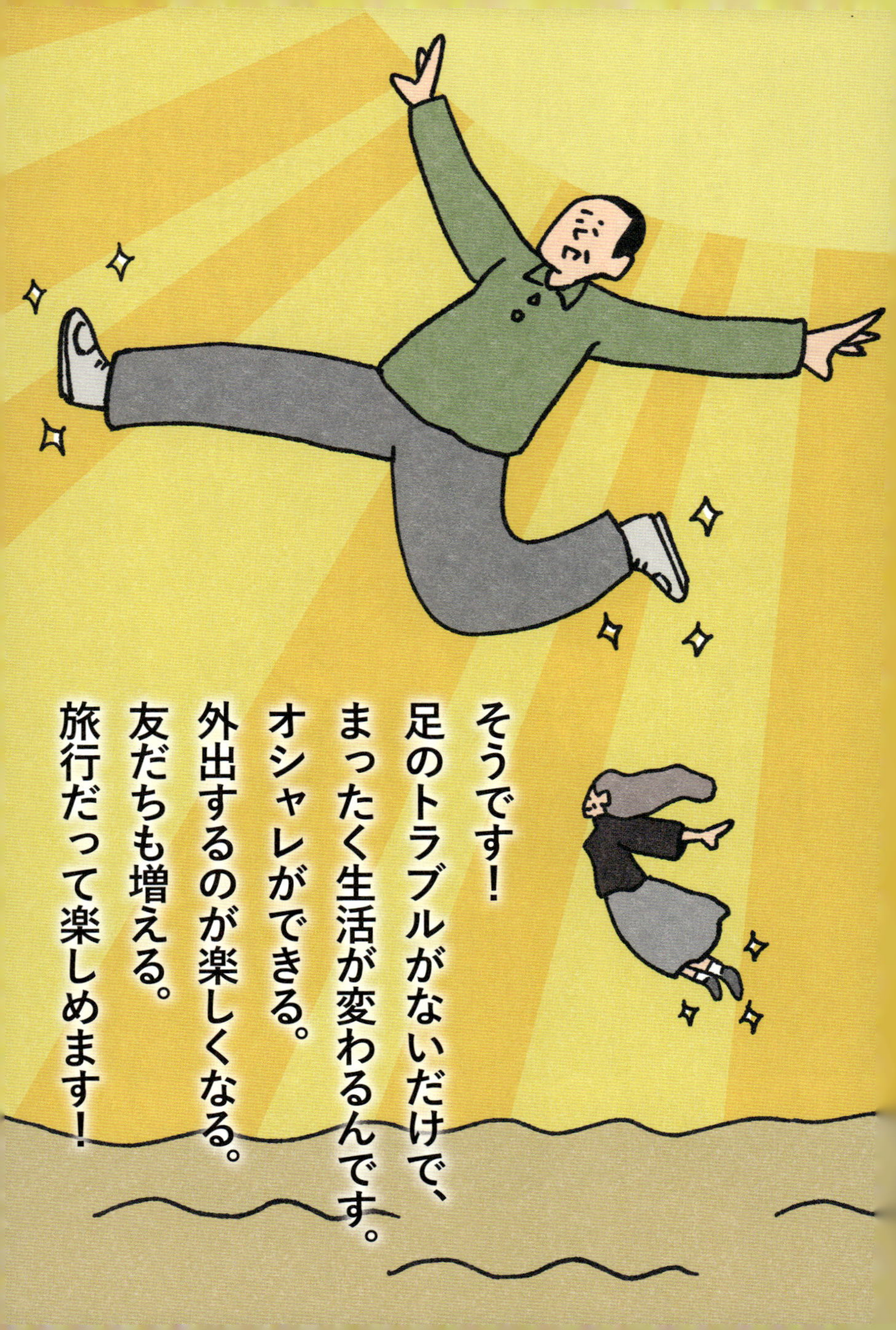

そうです！
足のトラブルがないだけで、
まったく生活が変わるんです。
オシャレができる。
外出するのが楽しくなる。
友だちも増える。
旅行だって楽しめます！

家を出てから
帰宅するまでの間、
ずっと我慢を
していませんか？

靴をはいて歩くことは
不快なものだと
あきらめていませんか？

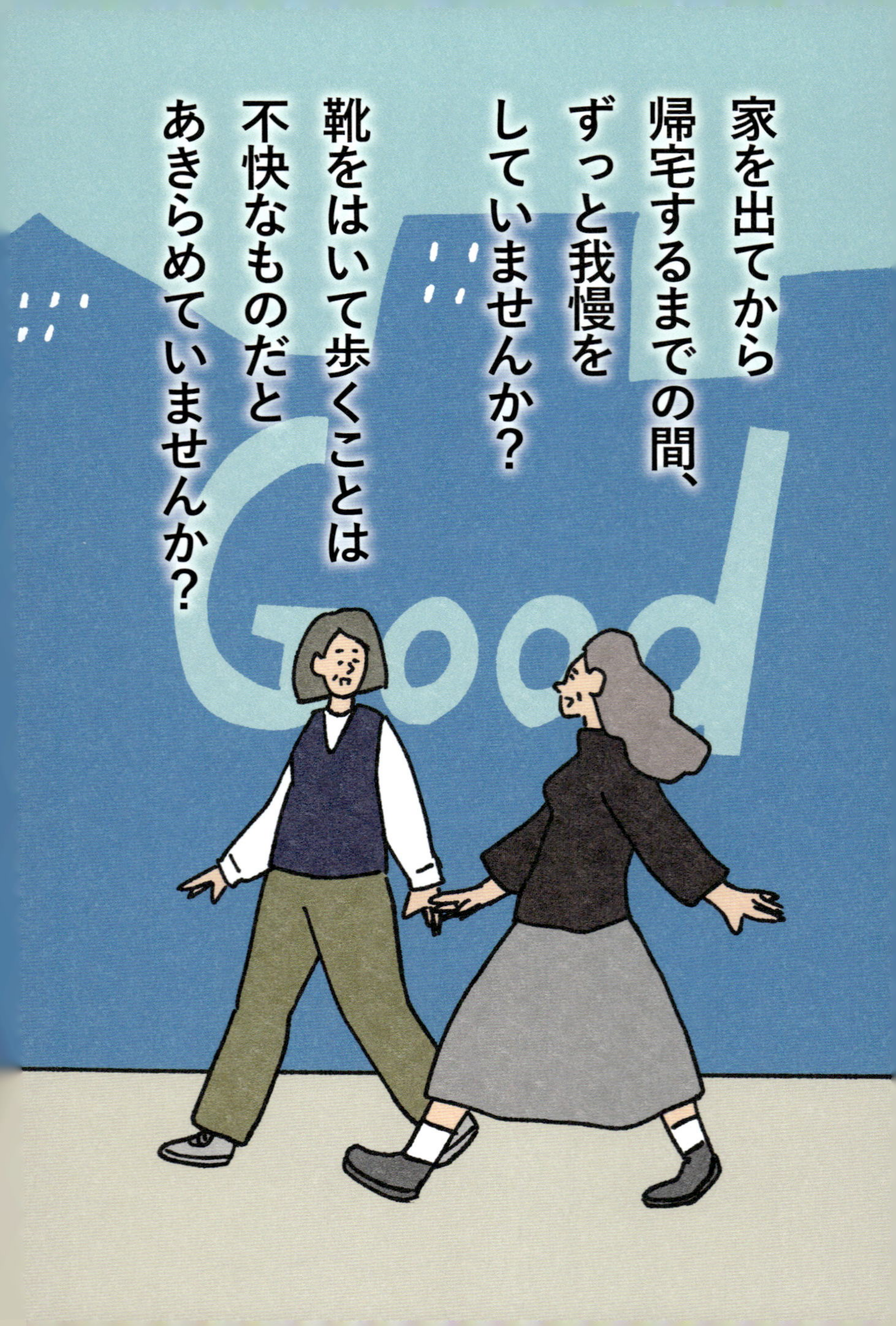

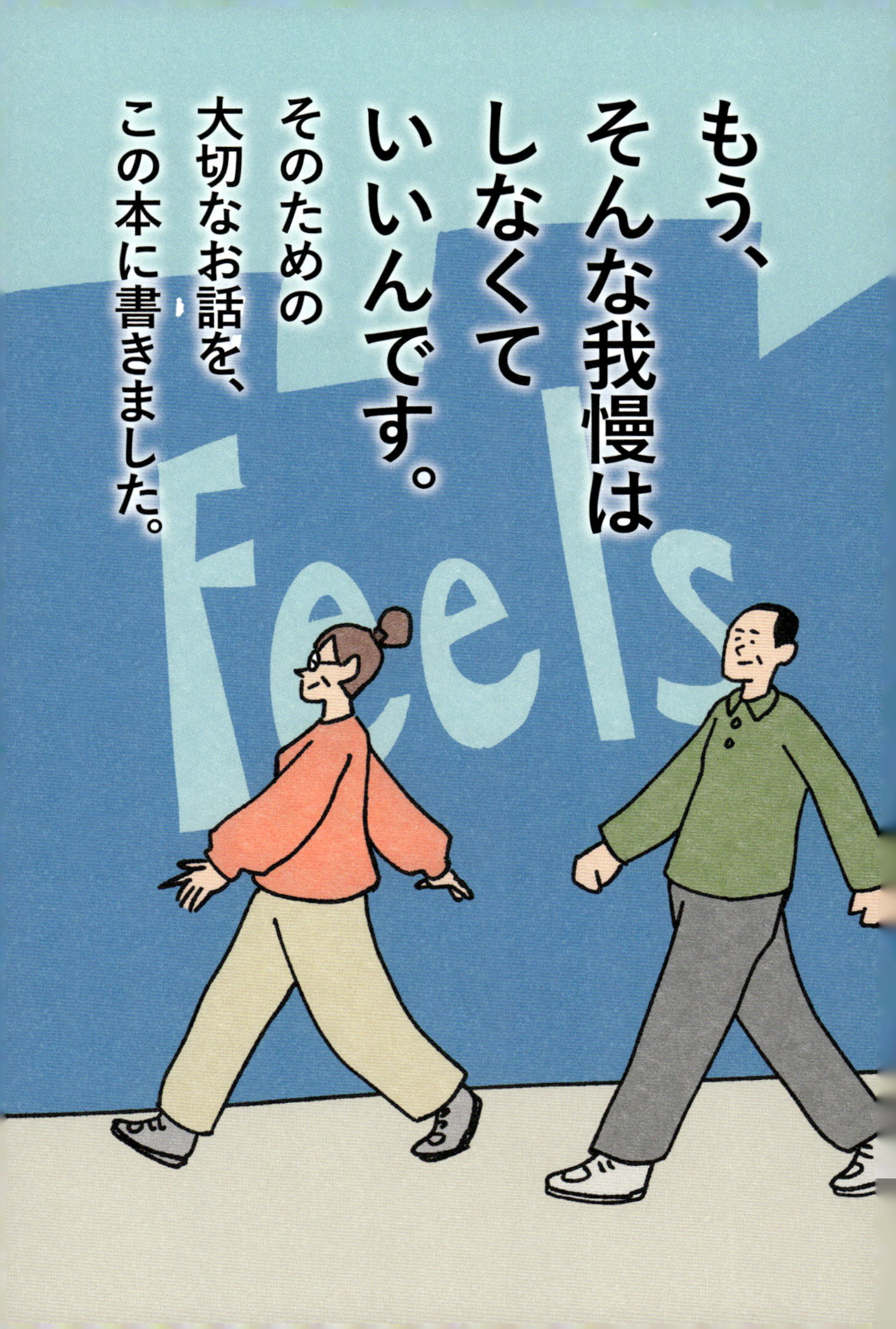
もう、
そんな我慢は
しなくて
いいんです。
そのための
大切なお話を、
この本に書きました。
Feels

ここでちょっと、靴の裏を見てください。
あなたの靴の裏、どのへんがすり減っていますか？

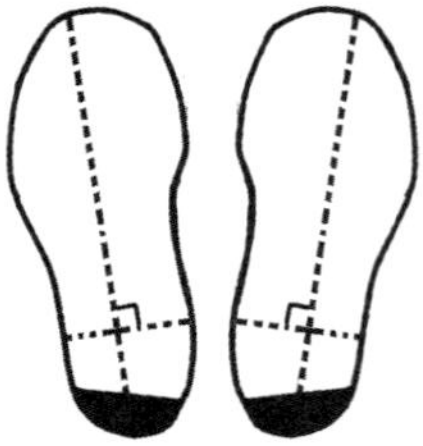

①やや外側が減っている

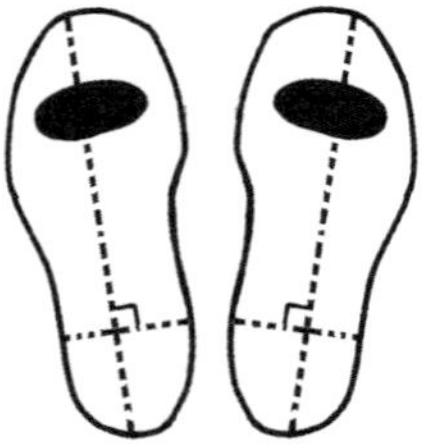

②中心が減っている

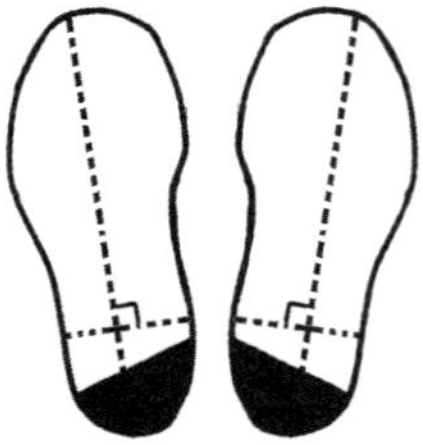

③内側が減っている

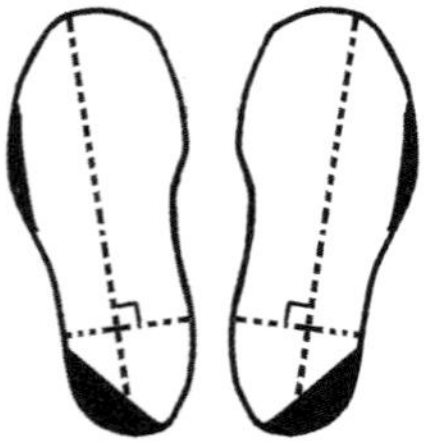

④外側が減っている

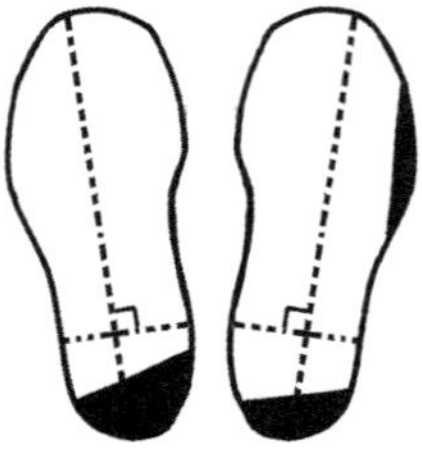

⑤左右非対称に減っている

※パンプスの場合も、同じように見てください。

②中心が減っている→ふくらはぎが硬すぎます。

③内側が減っている→扁平足《へんぺいそく》です。

④外側が減っている→甲高《こうだか》です。

⑤左右が非対称に減っている→片方が扁平足か、脚の長さが違います。

①以外の人は全員すでにトラブルが進行中、または、まもなく痛みが出る予備軍です。

「ケガや病気じゃないから」と、ほうっておくと大変です。

〝ただ歩く〟という、それだけのことがつらく苦しい〝苦行〟になってしまいます。

じつは、日本の「足」治療は欧米に比べて100年、遅れています。

考えてみてください。

100年前は、歯が痛くても、大ケガをしても、重い病気になっても、手術をするときも、つらさや痛みを我慢するしかありませんでした。

ですが、いまは違います。

いろいろな治療法や、緩和《かんわ》ケアの選択肢があります。

ところが「足」の痛みや不調については、どうでしょう。

いまだに「我慢するしかない」

「こういうものだから仕方がない」と思われているのです。

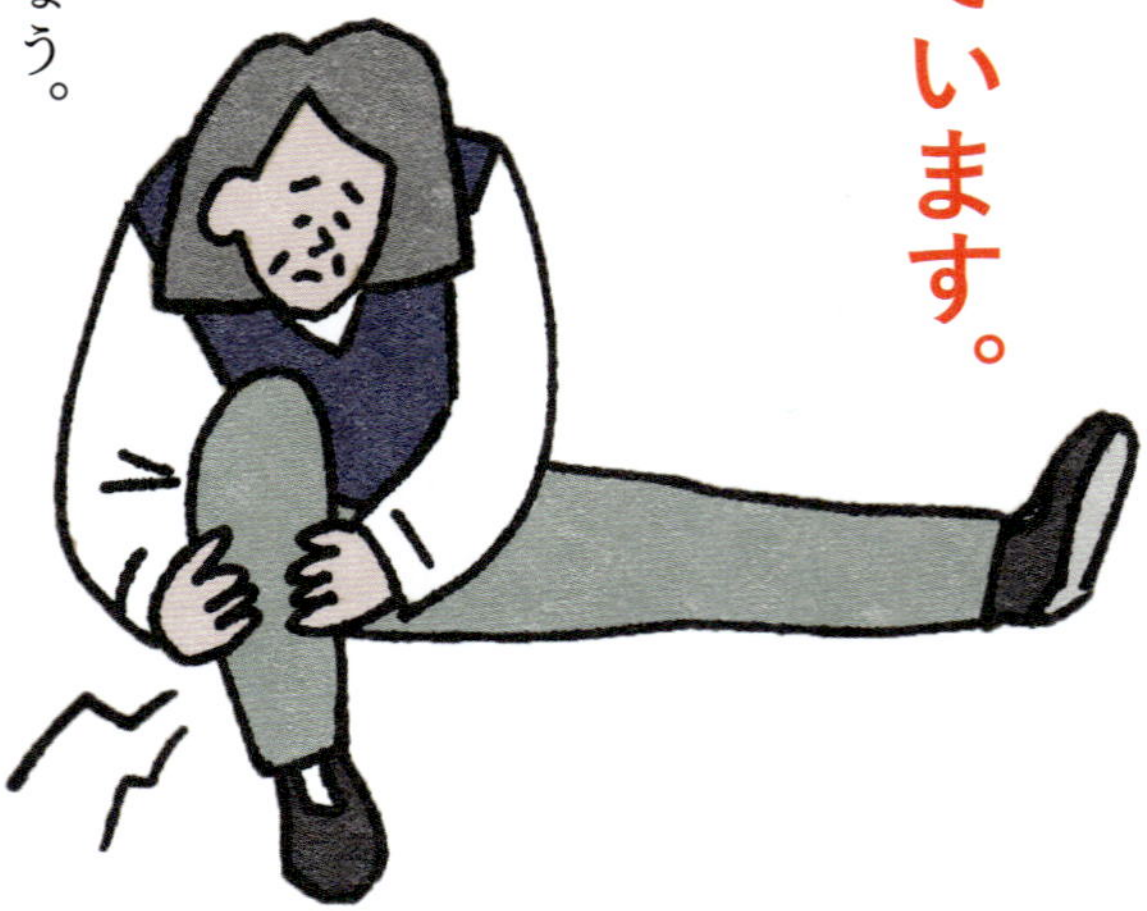

欧米では違います。
足のトラブルを「なかったこと」にして
みなさん快適に暮らしています。

その〝快適格差〟を
本気でなくすために、
私はこの本を書きました。

ただし、欧米のやり方をそのまま
〝直輸入〟するだけでは根本解決になりません。
なぜなら、欧米人と日本人では
足の骨格が違うからです。

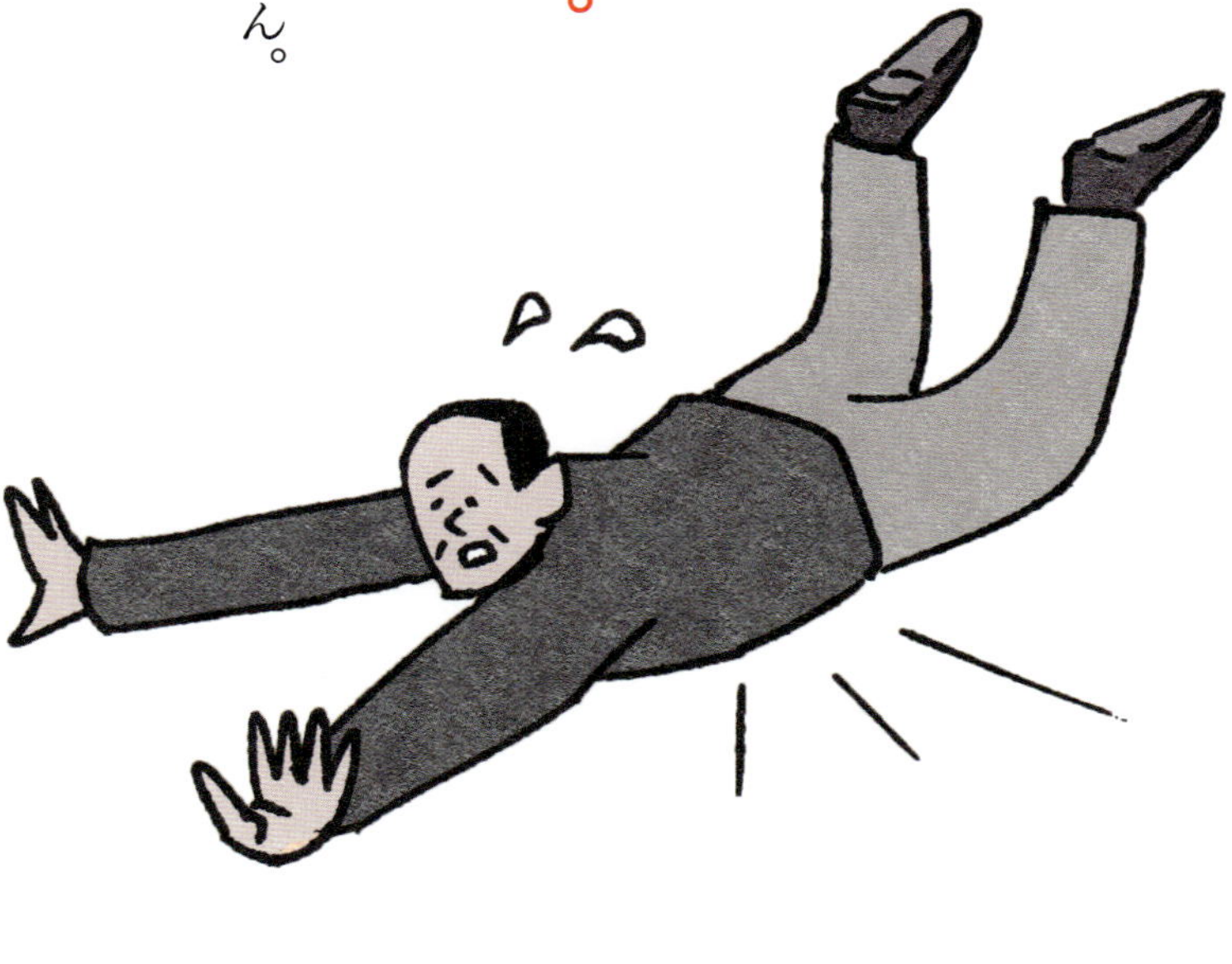

私は、日本では珍しい「足」の専門医です。
アメリカで最先端の「足」治療を学び、
2013年に足専門クリニックを開業しました。
〝100年先の快適さ〟を求めて
日本全国の老若男女や、現役アスリート、
タレントさんたち
（やはり体＝足が資本のお仕事です）の
駆け込み寺のようになっています。

足専門クリニックは日本に数軒しかありません。
みなさんが痛い足をひきずって
わざわざ病院まで通わなくてもいいように
足のセルフケアをこの本にまとめました。

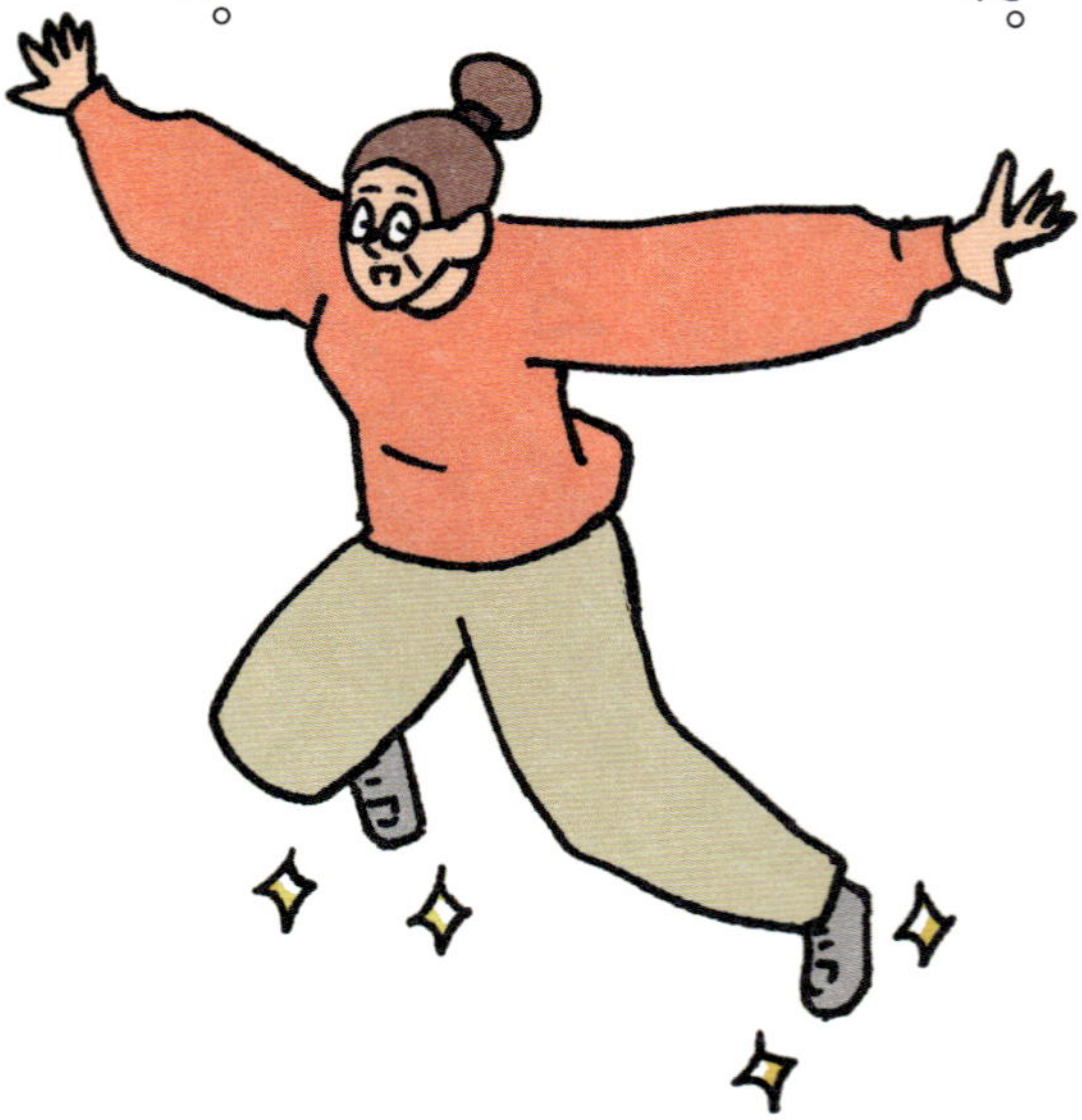

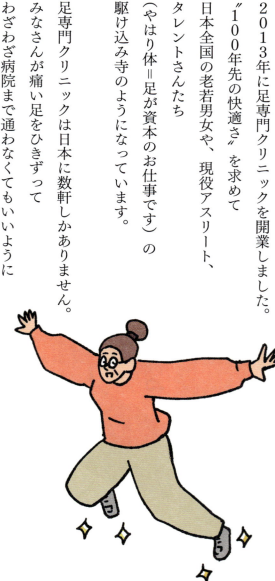

「どこのクリニックでも治らなかった」という
患者さんたちの悩みを解決してきた実績は、
毎年3万人にのぼります。
これは手術での治療も含まれますが、
手術する前にできること、
手術しなくてもリセットできる不調は
たくさんあります。

**このセルフケアを続けることで、
足の悩みから解放されるはずです。**

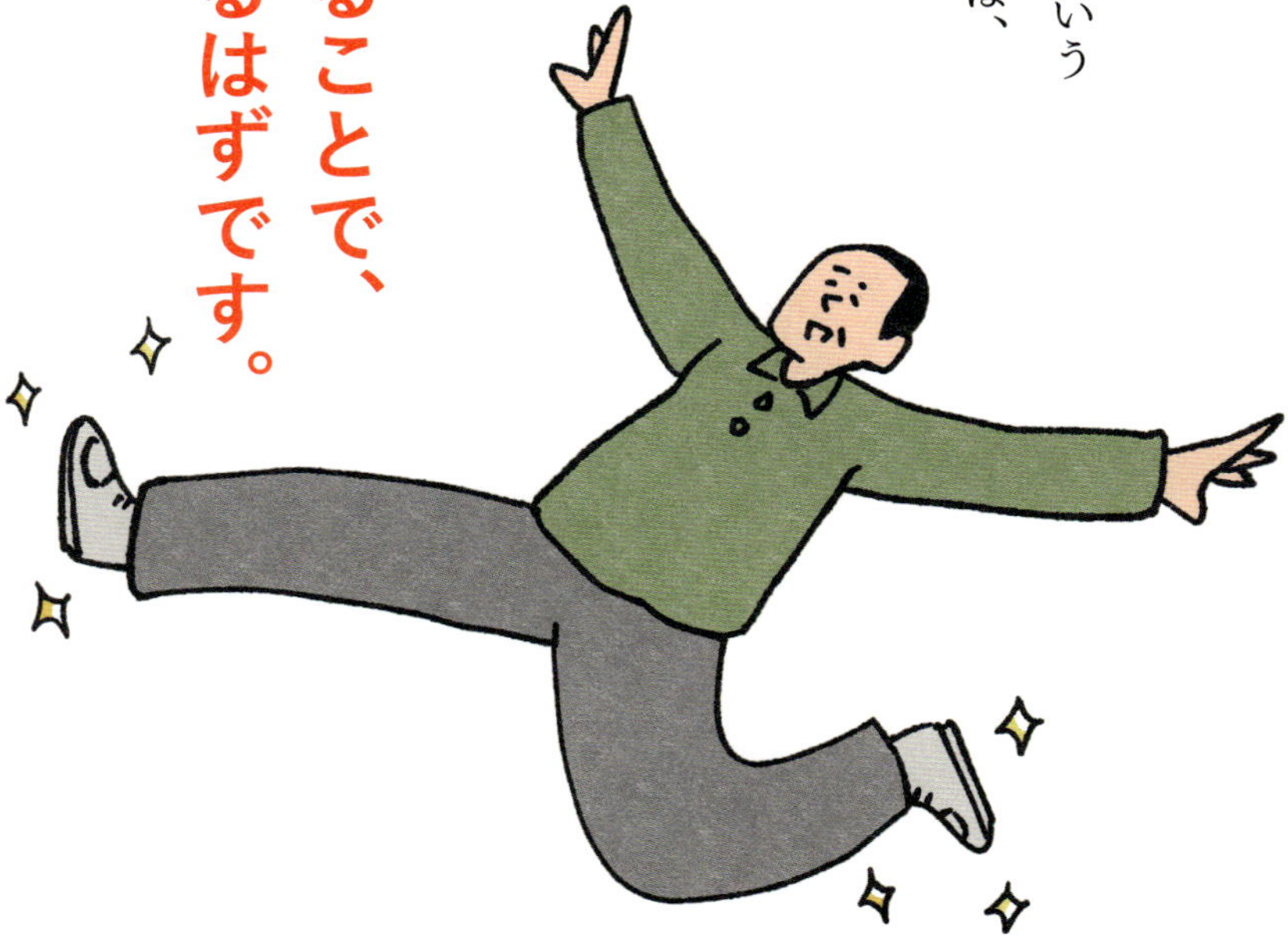

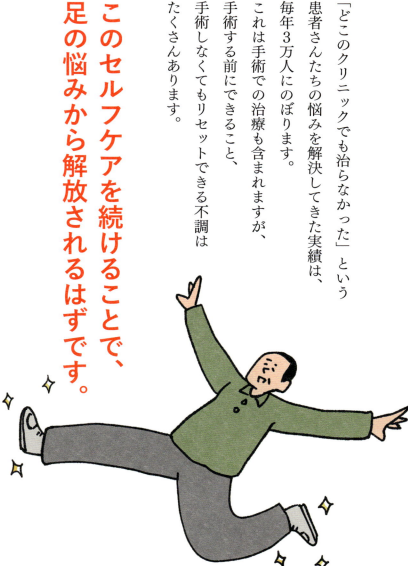

「セルフケア」といっても、とても簡単です。

毎日10分！ふくらはぎを伸ばす。

これが基本です。

「あれ？　足の裏のトラブルを治すための本じゃなかった？」
「足のトラブルっていろいろあるのに……同じセルフケア？」
と思われた方、その疑問はごもっともです。

じつは、足のトラブルはいろいろあっても、原因はほぼ一つ。

だからセルフケアも、左に示した二つを基本にするだけでいいのです。
詳しい話は、本編でたっぷりさせてもらいます。

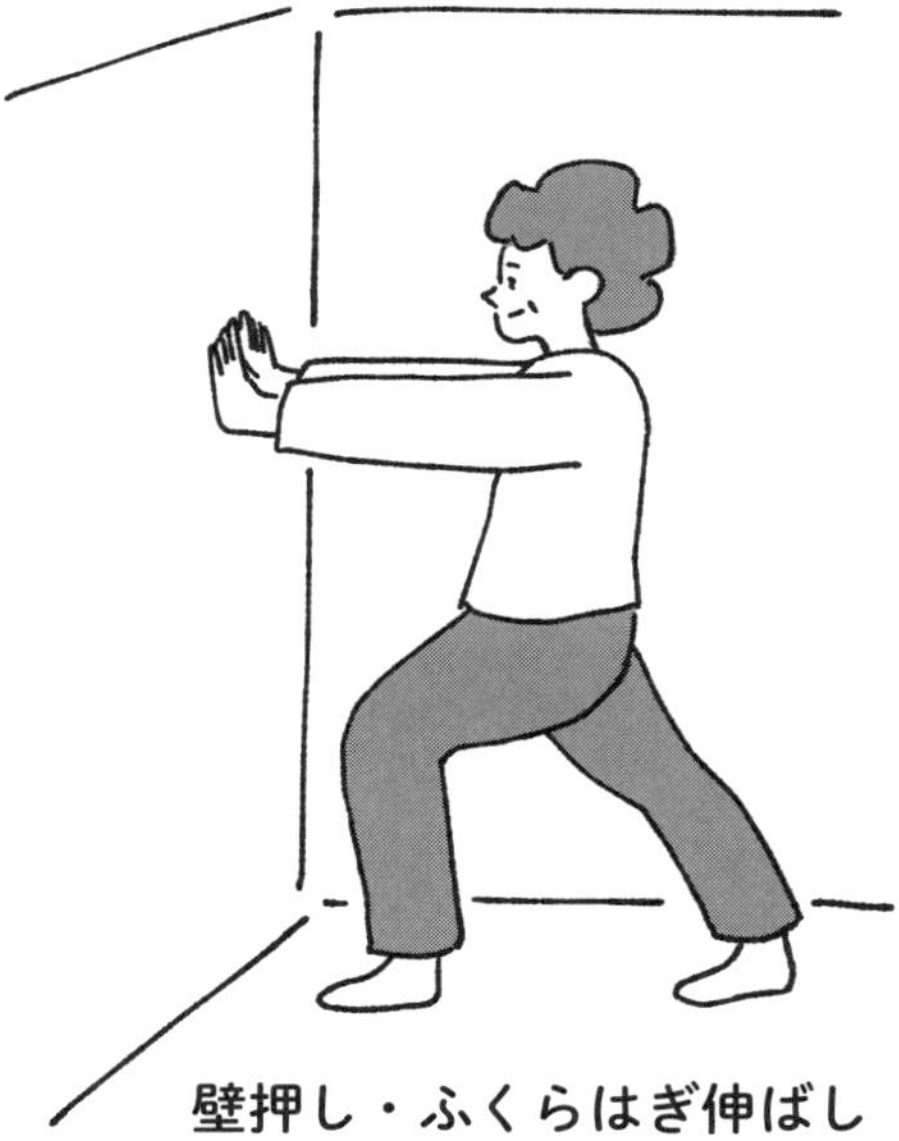

壁押し・ふくらはぎ伸ばし

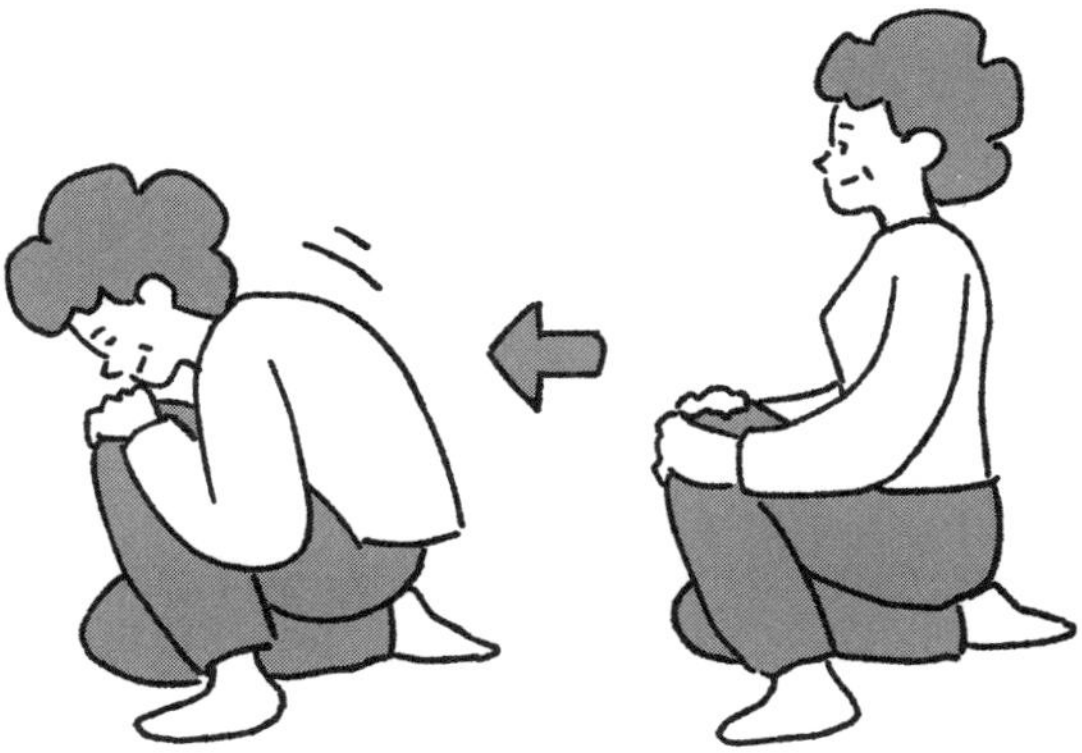

しゃがみ込み・ふくらはぎ伸ばし

＼ 体験談 **1** ／

外反母趾があり、足の親指の付け根が赤くなっていました。長年ハイヒールをはき続けたせいで、足首が硬くなっていたそうです。「ふくらはぎ伸ばし」を続けて、ずいぶん楽になりました。

（68歳・女性）

＼ 体験談 **2** ／

足裏がずっと痛かったのですが、「ふくらはぎ伸ばし」を１カ月続けると、徐々に痛みがなくなりました。

（71歳・女性）

＼ 体験談 **3** ／

足首の筋肉が張っているのは自分でもわかっていましたが、まさかそれが足の痛みにつながっているとは夢にも思いませんでした。今では、快適に歩いています。

（77歳・女性）

\ 体験談 **4** /

足の人さし指の裏にウオノメがあり、痛い思いをしていました。「ハイヒールがいけない」と思っていたら、「アキレス腱《けん》」に根本原因があると知って驚きました。教えてもらったケアのおかげで、痛みが減りました。

（49歳・女性）

\ 体験談 **5** /

足の裏にタコができていて、庭仕事をしていると足先が痛くなるのが悩みでした。「ふくらはぎ伸ばし」を続けたところ、庭でしゃがみ込むのが苦でなくなり、痛みもなくなりました。庭仕事がずっと楽しみになって、うれしい限りです。

（72歳・男性）

\ 体験談 **6** /

セルフケアと名のつくものは続いたことのない私。でも、これはテレビを見ながらとか、椅子に腰かけたままできるので、いつのまにか習慣になっていました。

（77歳・女性）

目次

4章 ちゃんと知っておきたい〝足〟のこと

5章

足にも脚にも優しい生活を

6章 日本の「足と靴」の未来のために

1章

みんな足で悩んでいる!?

足のお悩み、あなたはどれ？

「ハイヒールをはくと足先がまわりからぎゅっと締めつけられる感じ。**イライラして、はいてから30分で気が狂いそうになっちゃう**」

「**外出先で足が突然痛み出して、歩くのがすごくつらくなることがある。**靴のタイプも歩いた時間も関係ない、不定期出現の痛み。足の中が全体的に熱い感じ」

「かわいい靴って、たいてい先が細いでしょ。私の右足は親指が張り出してるから、そこが当たるの。**靴をデザインで選べないって、悲しい**」

「大人になってからウオノメとの格闘が続いてる。爪切りやカッターで切っても痛くないから自分で切るんだけど、また出てくるのよね。**一生続くのかな？**」

「**朝起きて歩き出したときに、かかとが痛むようになった。**骨に異常はないみたいだから気にしなかったけど、最近は一日中痛むようになった」

「**発作的に親指の付け根が痛み出す。**『痛風《つうふう》だよ』ってからかわれるんだけど、ビールは飲まないし、尿酸値《にょうさんち》も正常だから不思議なんだよね」

もしかすると、あなたも同じような悩みをお持ちかもしれません。どれも生死にかかわるような深刻な悩みではありませんが、毎日の生活に密着しているだけに、四六時中いつも気になっているのではないでしょうか？　それでも、「靴をはけば足が痛くなるのは普通のこと」と我慢なさっているのかもしれません。

たしかに足の悩みは、生死にかかわるものではありません。我慢し続けることで、深刻な病気に進行していくようなこともほとんどありません。

けれども、このような悩みはれっきとした病名のつく現象です。

みなさんは、どんな病名が頭に浮かびますか？
足の病名は何種類ぐらいあると思いますか？

答えをお伝えする前に、「足」と「脚」の違いをご存じでしょうか。本書では正確に使い分けているので、ぜひ知っておいてください。

「足」は足首から下を指し、「脚」は太もも（太腿）より下を指します。

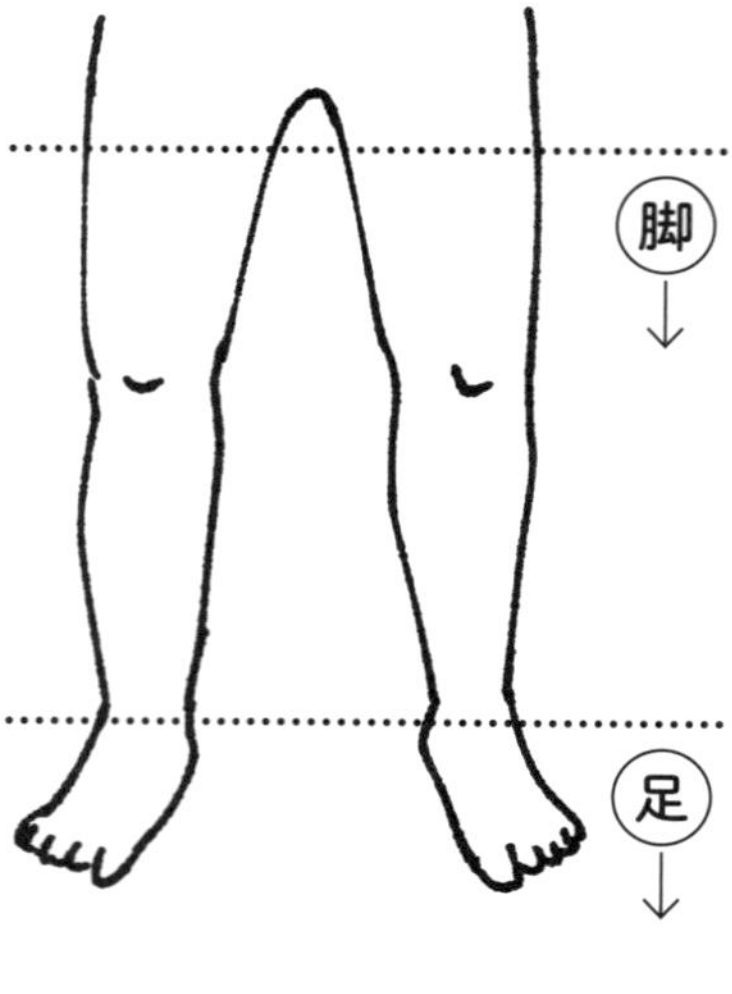

その「足」だけでも、よくある病名はなんと30種類以上あるのです。

では、代表的なものを紹介しましょう。

あなたの足の病名がわかるかもしれません。その原因と、ほうっておいたらどうなるかも簡単に触れます。

●足の親指が「くの字」に曲がっている ⬇ 外反母趾《がいはんぼし》

最初は親指の付け根が痛むだけですが、足の内部では徐々に関節のつながりが壊れていき、ついには関節が外れます（脱臼《だっきゅう》）。

脱臼すると痛みは感じなくなりますが、親指の変形は止まりません。極端に曲がり、ひどくなると付け根の骨が外に突き出ます。

●かかとや足の裏が痛い ⬇ 足底腱膜炎《そくていけんまくえん》

たいてい「朝起きてから、1歩目のかかとが痛い」という症状から始まります。初期症状は朝の痛みだけで、時間がたつと軽くなるのですが、悪化すると一日中、足の裏やかかとが痛みます。痛みをかばって歩くので、反対側の足まで痛くなります。

●皮膚の角質が異常に増えて固い ⬇ タコ・ウオノメ

「タコ」は広い力が足の一部に集中してできる、マメのようなものです。「ウオノメ」は狭い力が一部に集中し、歩き方の問題も加わって皮膚の中に固い芯ができた状態です。芯が足の中に食い込んで神経を圧迫するので痛みが出ます。

●爪が内側に巻いている ⬇ 陥入爪《かんにゅうそう》（巻き爪《づめ》）

爪が内側に巻いているだけなら「巻き爪」ですが、巻き爪に炎症がともなって痛みが出ると「陥入爪」と呼ばれます。ひどくなると爪が指の皮膚を突き破って、細菌感染を起こして膿《うみ》が出たり、炎症性の肉芽《にくげ》ができて、出血や悪臭も発生したりします。

●突然、親指の付け根が痛む ⬇ 制限母趾《せいげんぼし》

親指の関節のかみ合わせが悪く、歩くときにちゃんと蹴り上げられないのが「制限母趾」です。外反母趾の原因でもありますが、「強剛母趾《きょうごうぼし》」の前段階でもあります。強剛母趾になると、発作的に親指の付け根が痛みます。

見た目の異常は少ないのですが、内部では炎症を繰り返した関節が破壊され、やがて親指が曲がらなくなります。

●歩くと指の痛み、しびれ、灼熱感がある ⬇ モートン神経腫《しんけいしゅ》

はじめは中指の外側と薬指の内側に違和感やしびれがあります。日によって、

この症状が出たり出なかったりするので、ほうっておくことが多いでしょう。でも悪化すると、歩いていて画鋲《がびょう》を踏んだような痛みが出ます。中指と薬指の間以外にも出ることがあります。

いかがですか？　あなたに当てはまる症状はありましたか？　足の病名は30種類以上ありますが、私のクリニックを訪れる患者さんの多くは、この6種類のどれかです。

ということは、足のトラブルで悩む人のほとんどが、この6種類のどれかに当てはまる、といえます。

一人で複数のトラブルを抱えている方もいます。

ところで、ここまでに何度か「母趾」という言葉が出てきました。これは「足

「足のトラブルランキング」

1位	外反母趾	女性の20%、男性の７%
2位	タコ・ウオノメ	女性の18%、男性の12%
3位	足底腱膜炎	女性の11%、男性の22%
4位	陥入爪（巻き爪）	女性の10%、男性の８%
5位	制限母趾	女性の９%、男性の10%
6位	モートン神経腫	女性の４%、男性の５%

※「足のクリニック 表参道」調べ
（女性１万600名　男性3500名、2013年４月〜2016年９月）

の親指」のことです。

「足の指」は、医学的には「趾」と表します。足の人さし指は「第2趾」、足の中指は「第3趾」、足の薬指は「第4趾」、足の小指は「小趾《しょうし》」と表現します。

けれども一般の人は、手の指と同じように「親指」「人さし指」「小指」と呼ぶことが多いので、この本でも病名などの名詞以外は「親指」「人さし指」などと記すことにします。

セルフケアで足の悩みは解決できる

日本人の足の不調のほぼすべては扁平足《へんぺいそく》に起因します。

扁平足というのは、足裏の〝土踏《つちふ》まず〟がつぶれている状態です。なぜ土踏まずがつぶれると足の不調が生じるのか。そのメカニズムをひと言で説明するのは難しいので、詳しくは4章で述べますが、扁平足は次のような不都合を起こします。

①ふくらはぎに負担がかかる。
②足の指の筋肉が弱る。
③歩くとき足にかかる圧力の方向が歪《ゆが》む。

これらのことが原因となって、いくつもの足の不調が生まれます。

扁平足になる原因は、〝骨格〟と〝歩き方〟にあります。

けれども、〝骨格〟を変えることはできません。骨格というのは、いくつもの骨が立体パズルのように組み合わさっている、いわゆる「骨組み」のことです。この骨格の構造は、生まれつき決まっています。

筋肉はトレーニングで強くしたり柔らかくしたりできますが、骨格構造は自分の努力で変えることはできないのです。

そして、〝歩き方〟も無理に変えるべきものではありません。なぜなら、かりに「歩き方がおかしい」と言われるような歩き方をしていたとしても、それは足のトラブルを無意識のうちにかばった結果なのかもしれません。言い換えれば、その「おかしな歩き方」が、今のあなたの骨格や筋肉に最適な歩き方となってしまっているのです。

足にトラブルが起こった原因に向き合うことをせず、表面的に「きれいな歩き方」に矯正《きょうせい》してしまうと、別のどこかに不都合が出る可能性が大きいので、無理に「歩き方を変えよう」とは思わないことです。

この本では、セルフケアによって「ちゃんとした歩き方」ができるようになることを目指します。

意識だけで〝歩き方〟を矯正するのではなく、足や脚のセルフケアをして、痛みを軽減することで、結果として「ちゃんとした歩き方」がついてくるのです。順序を間違えないことが肝心なのです。

「扁平足は治る」とか、「歩き方を変えれば治る」などという言葉をどこかで見たり聞いたりするかもしれませんが、それを信じて何かをやったとしても、残念ながらあなたの足の悩みは解決しません。

たとえば、外反母趾の人に「足の指と指の間に手の指を入れて回すと良くなる」と教えているものがありますが、それで外反母趾が治ることはありません。

外反母趾の原因には、扁平足に加えて、脚まわり・足まわりの〝筋肉や関節〟が硬くなっていることがあります。

「指と指の間に手の指を入れて回すと良くなる」と教えているのは、そのケアによって硬くなった筋肉や関節が柔らかくなるからですが、ただ硬さが取れるだけで、根本原因の扁平足が治るわけではありません。

「扁平足を治そう」とは思わないでください。扁平足は治せないのですから。

扁平足は治りません。ですが、「扁平足ではない」かのような状

態にすることはできます。

そのためにやってほしいのが、本書に掲載しているセルフケアです。

私のクリニックではベテランの理学療法士が、それぞれの患者さんの症状に合わせたセルフケアを指導しています。一人ひとりの足の状態、その方の生活、さらには性格まで考えたメニューなので、セルフケアの数は50種類をくだりません。

この本には、その中から厳選したセルフケアを載せています。

まず2章では、すべての人にやってもらいたい「ふくらはぎ伸ばし」から。10分ぐらいでできる簡単な体操なので、ぜひ毎日やってみてください。

3章では、2章の「ふくらはぎ伸ばし」をしっかりやったうえで、さらにセルフケアをやりたいと思う方向けの体操です。

セルフケアをやって、脚まわり・足まわりの筋肉や関節を、強く、しなやかにすることができれば、足の痛みから解放されます。

〝歩き方〟も自然にちゃんと変わり、それによって毎日の生活も変わります。

セルフケアは一時的に筋肉を活性化し、即効性があります。ですが、毎日続けてこそ、効果は長続きします。継続すれば、必ず効果は表れます。

痛みや症状の軽減には、一般的に2〜4週間程度かかりますが、早い方なら1週間程度で効果を感じられることもあります。

ぜひ実践して、あなたの足の悩みを軽くしてください。

2章

自分でやれる！足の痛みにおさらばケア

簡単なケアで、つらい痛みが和らぐ

あなたの足がトラブルを抱えているとしたら、それはあなたの足に〝弱点〟があるからです。

まずは、自分の弱点を知りましょう。

こんな〝足の弱点〟が、トラブルを引き起こす

次の3点が、足のトラブルを招きやすい〝足の弱点〟です。これらの弱点が、さまざまな足の悩みを引き起こすのです。

・硬い足首
・柔軟さの足りない脚の筋肉
・扁平足《へんぺいそく》

でも、安心してください。

あなたの足に弱点があっても、起きてしまったトラブルを解決することはできます。

この本のセルフケアは、扁平足の形を治すのではなく、硬くなった足の柔軟性を取り戻し、筋力をつけることを目指します。

そうすれば、足に弱点があっても、ダメージを最低限にすることができるのです。

まずは、自分の足に弱点があるかどうかをチェックしてみましょう。

●チェック1

あなたは、かかとを床につけたまま、しゃがめますか？

できない人は、足首が硬くなっています。足首などが硬いと、歩くときに使う筋肉や関節がしなやかに動かないので、足に無理な力がかかります。

しゃがんで後ろに倒れる人も、足首が硬いはずです。

●チェック2

あなたは、立って前かがみになったときに、手の指が床に届きますか？

届かない人は、ももの裏側などの筋肉が硬くなっています。ももの裏の筋肉は、ふくらはぎの筋肉、そして足裏の筋肉につながっているので、ここが硬い人は足裏の柔軟性が足りないはずです。

かかとを床につけたまま、しゃがめますか？

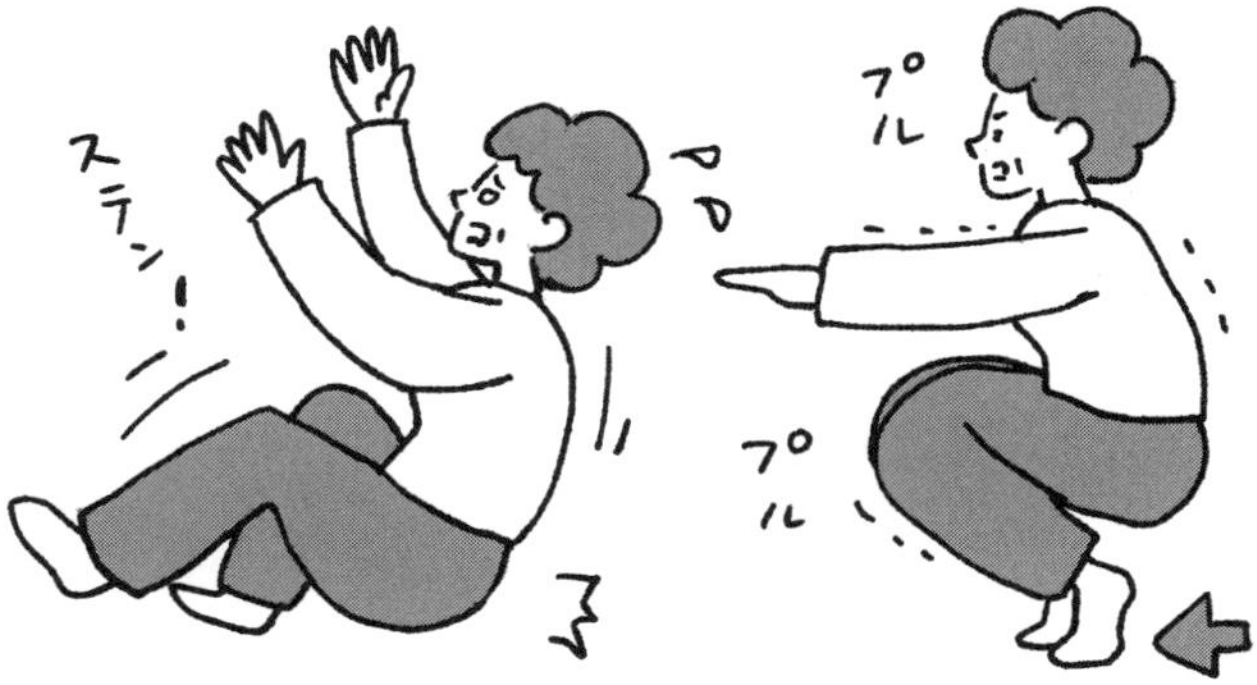

しゃがめていない人＝足首が硬い

手の指が床に届きますか？

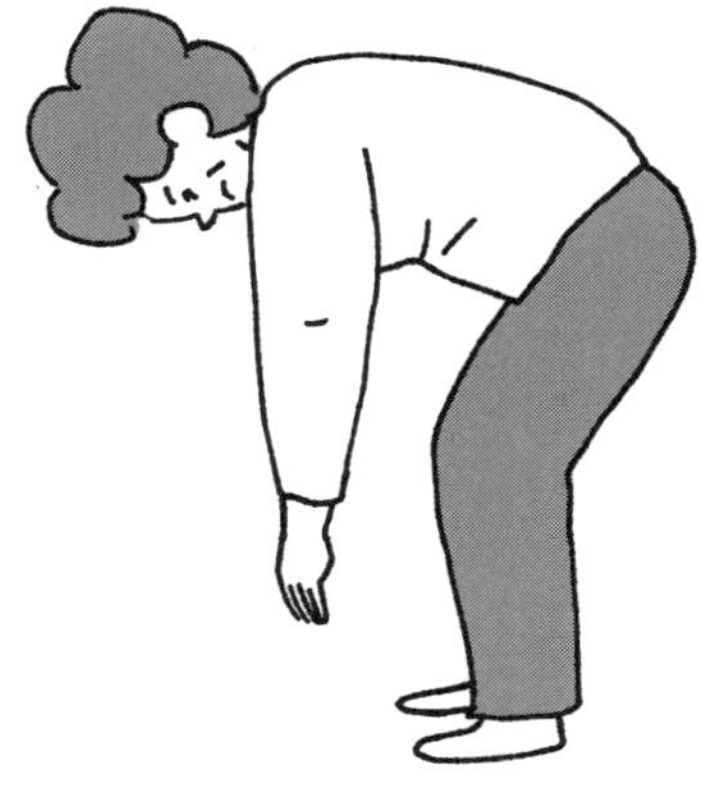

届かない人＝ももの裏などが硬い

チェックで「あれ？」と思ったら、この4つを始めましょう。

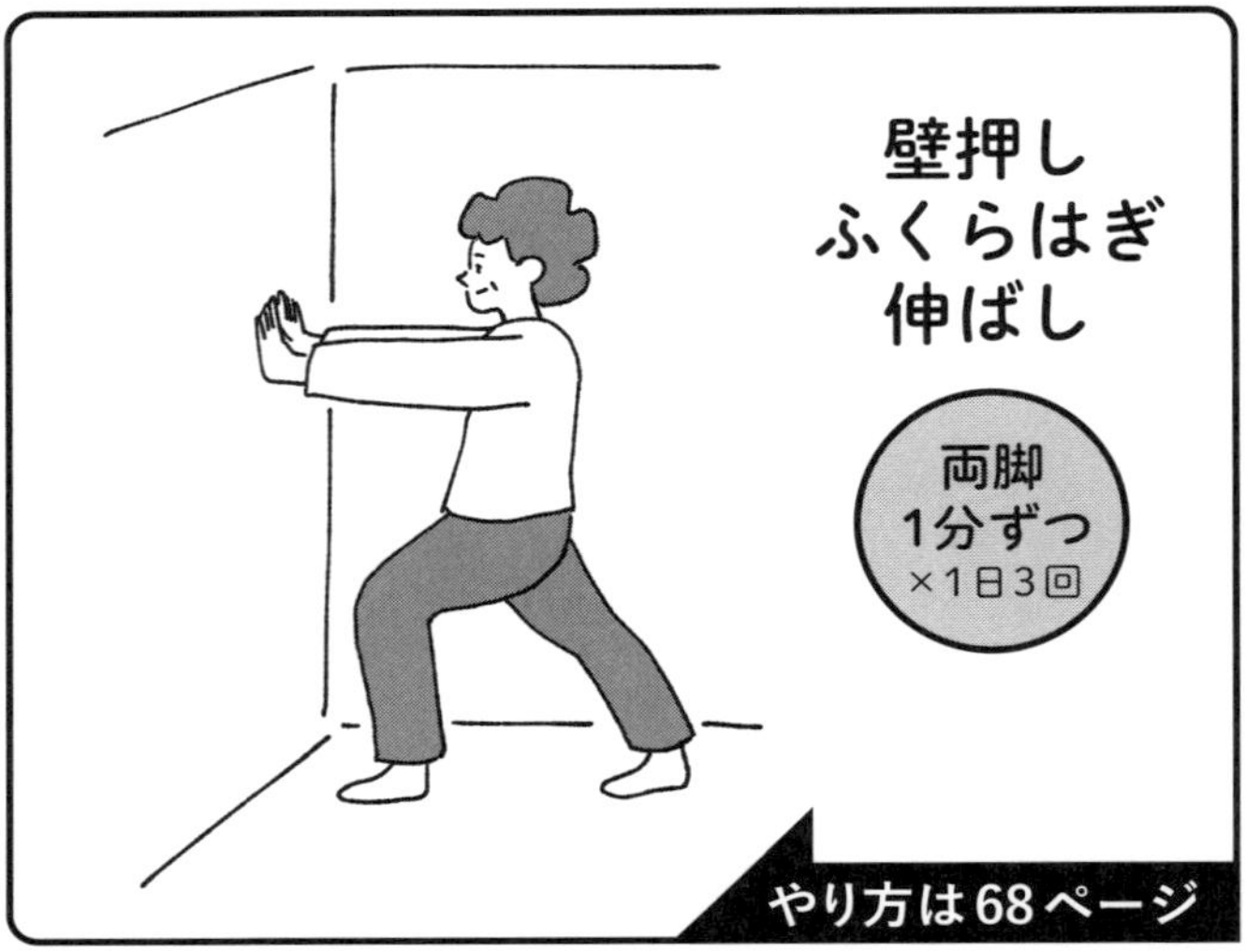

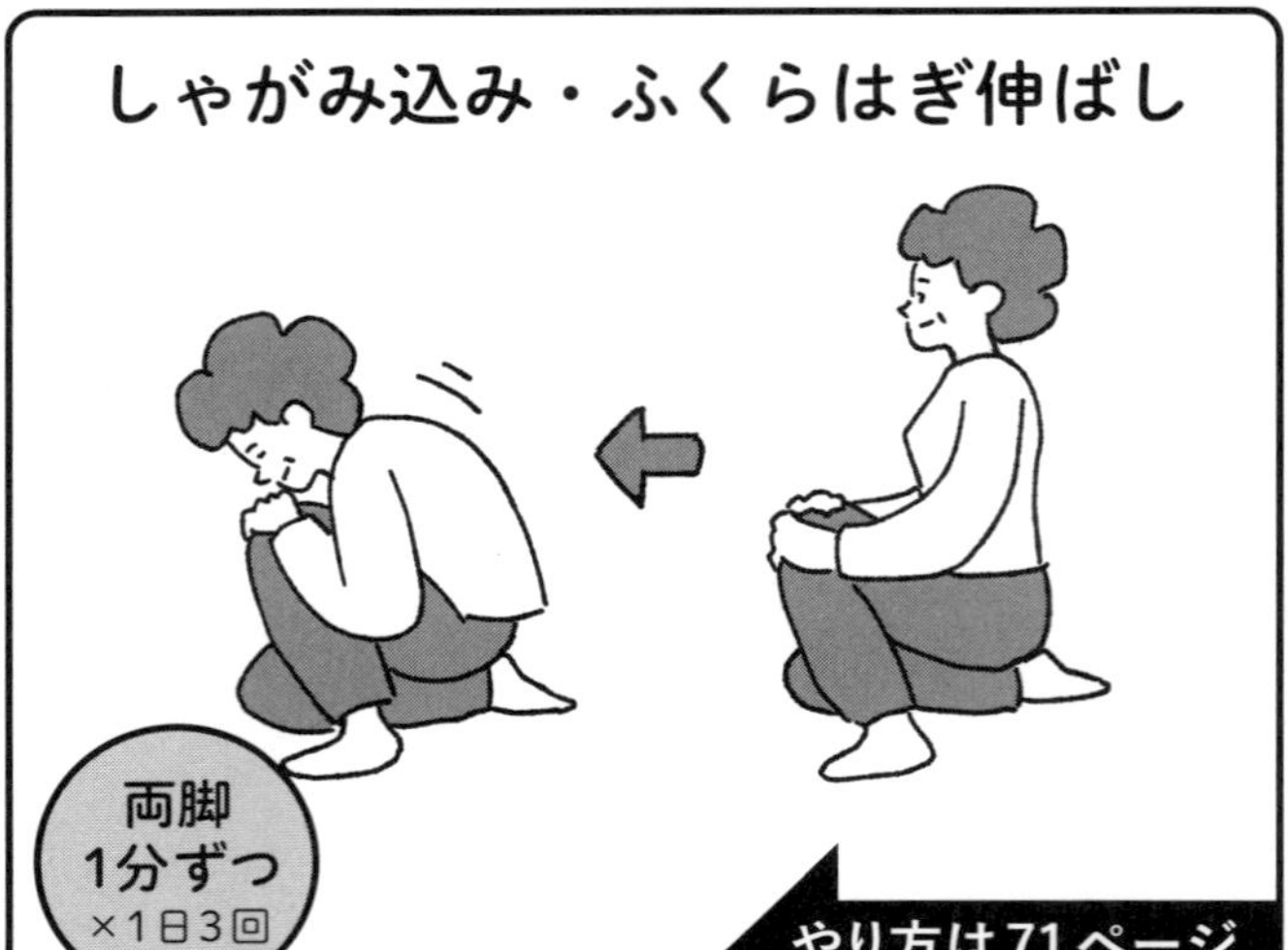

足指関節ほぐし

30秒
×1日3回

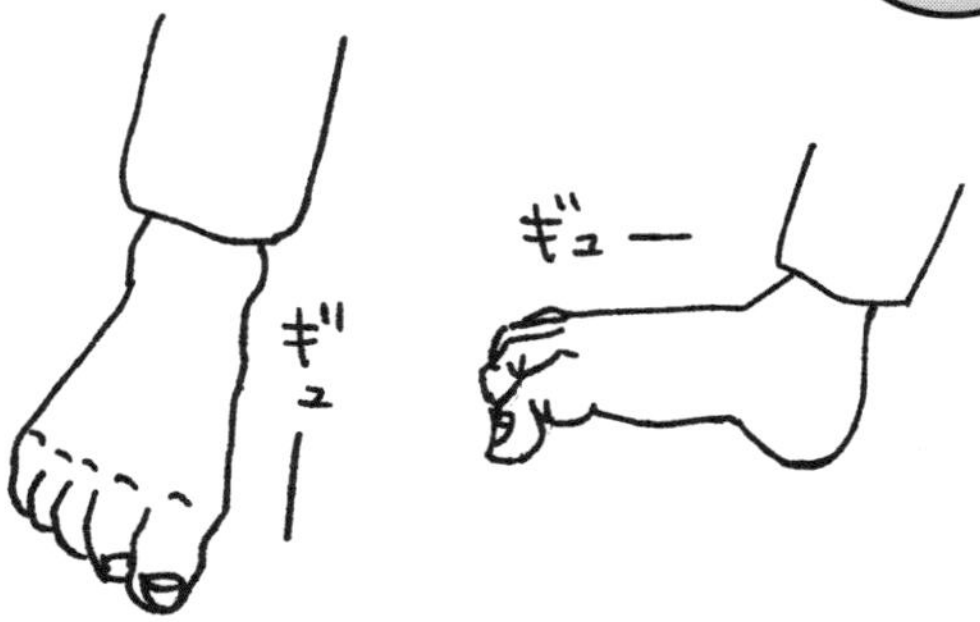

やり方は74ページ

股関節《こかんせつ》ゆるほぐし

1分
×1日3回

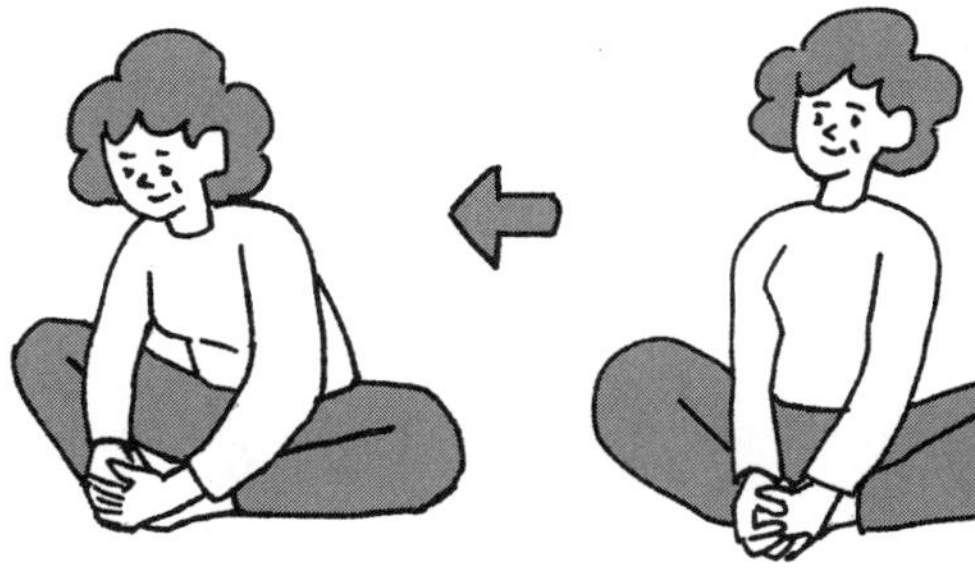

やり方は79ページ

なぜ、これらが効果的か。ご説明します。

あなたも、きっと〝扁平足〟

多くの人が、自分が「扁平足」だとは知らずに、扁平足に起因するさまざまなトラブルに悩んでいます。**扁平足とは、「アーチ」と呼ばれる足の骨格構造が崩れた状態です。**

あなたも扁平足ではありませんか？　自分が扁平足かどうか、靴底から見分ける方法を巻頭（10ページ）で示しましたが、自分が扁平足だとわかっていない人は案外多いものです。

「よく歩くから、扁平足にはならないはず」「プールサイドについた足跡には空間があったから、扁平足じゃない」などと思っていたら、とんでもない。

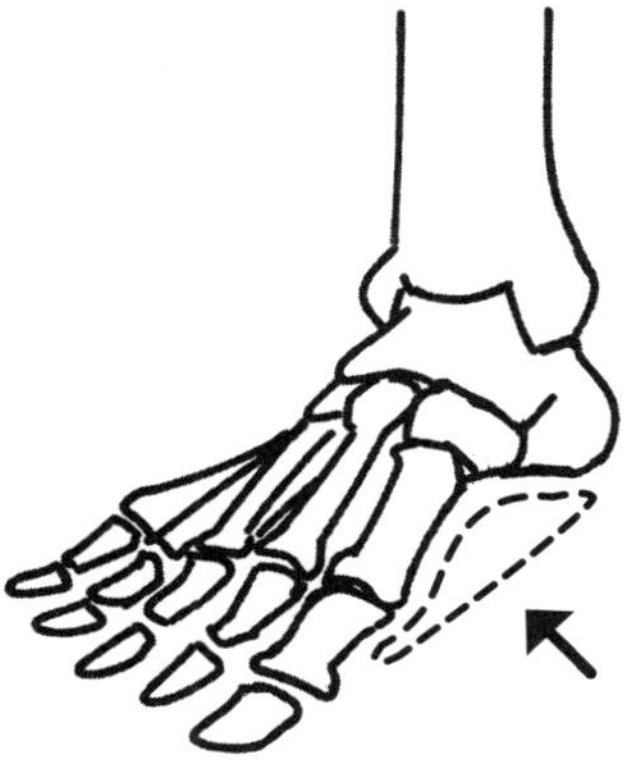

アーチがある足の骨格

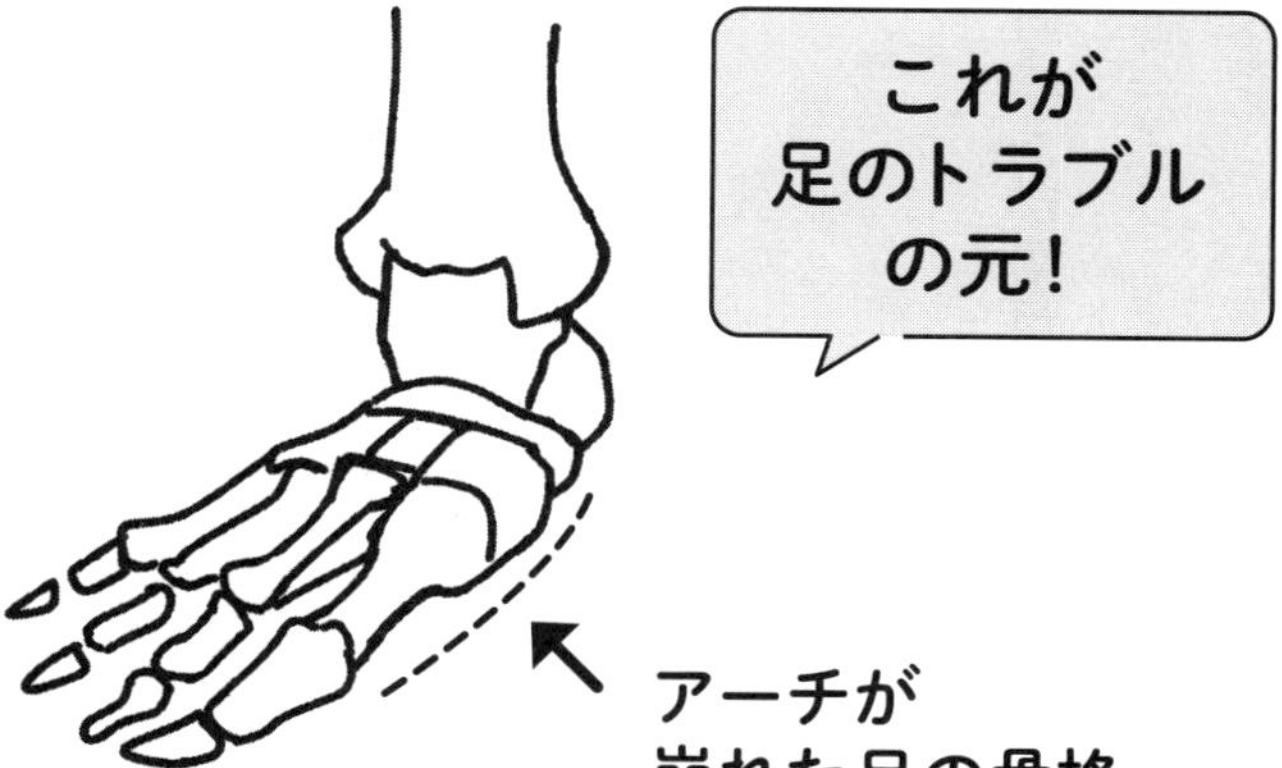

アーチが
崩れた足の骨格
＝扁平足

そもそも日本人の大半は扁平足なので、そうでない人のほうが例外的なのです。

扁平足の人は、かりに今は足の悩みがなかったとしても、やがてトラブルが生じる可能性が高いでしょう。

次のリストで当てはまる項目が一つでもあれば、それは扁平足のサインです。

- □靴の裏が左右非対称にすり減っている
- □大股《おおまた》で、ゆっくり歩くことが苦手
- □歩くとき、ぺたんこの靴よりも、ハイヒールのほうが楽だ
- □夜寝ている間に、ふくらはぎがつることがある
- □家族や親戚に足のトラブルで悩んでいる人がいる

□ズボンの裾上げをすると、片方が合わない
□靴のサイズが以前よりも大きくなった
□裸足《はだし》で片脚《かたあし》立ちをすると体がふらふら揺れる
□足、膝《ひざ》、股関節《こかんせつ》が痛む

残念ながら、扁平足の形が変わることはありません。ですが、セルフケアをすることで、扁平足のままでも、痛みがなくなったり、それ以上悪化しなかったりする効果を得ることができます。

大事なのは、脚まわり・足まわりの筋肉や関節です。

体幹やお尻などの筋力、足首や股関節などの柔軟性を取り戻し、鍛え、それを維持することが、足をトラブルから守ることになります。

足のトラブルを防ぐのに
大事なのはココ！

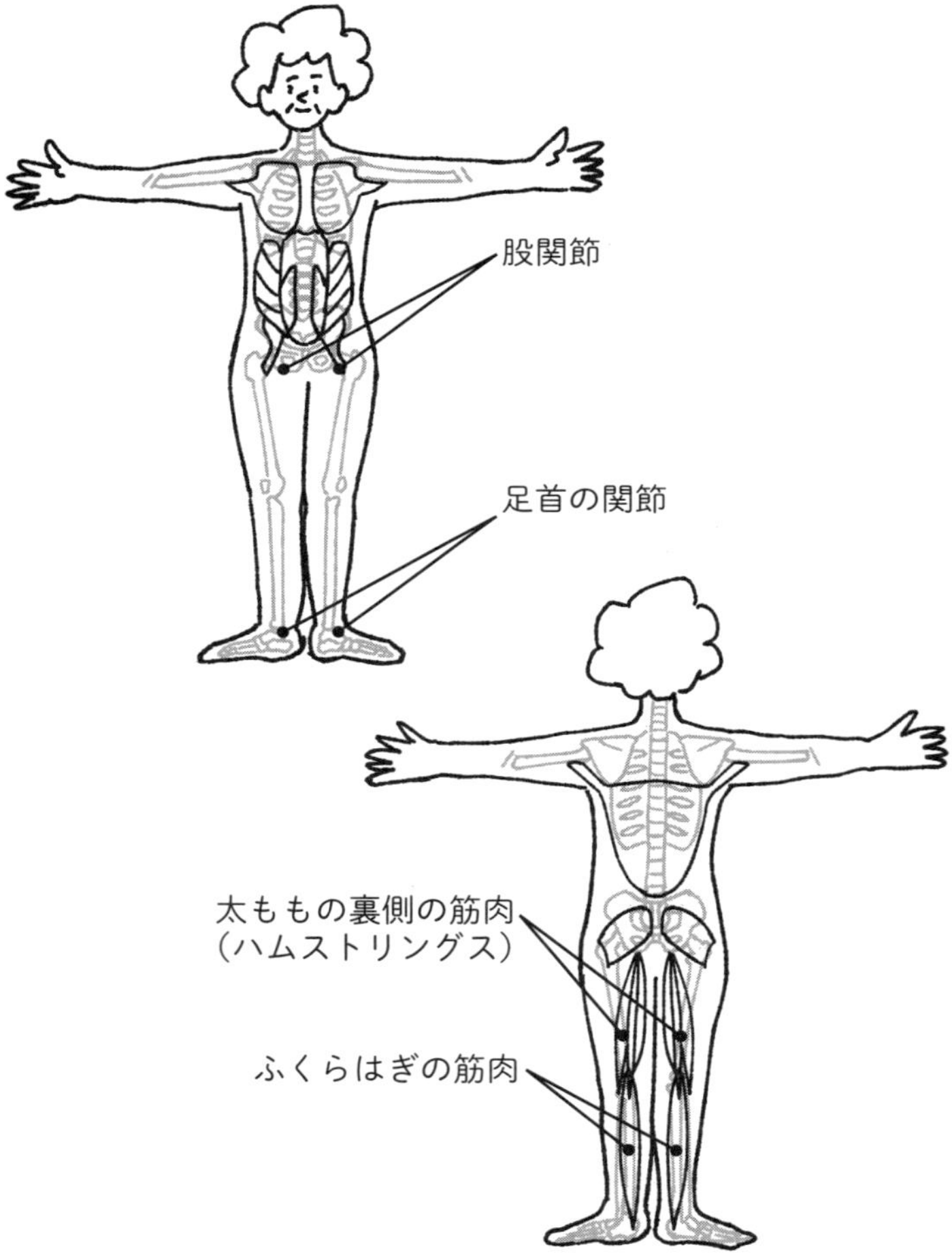

足首が硬いと、歩き方がおかしくなる

◎ ふくらはぎの柔らかい人

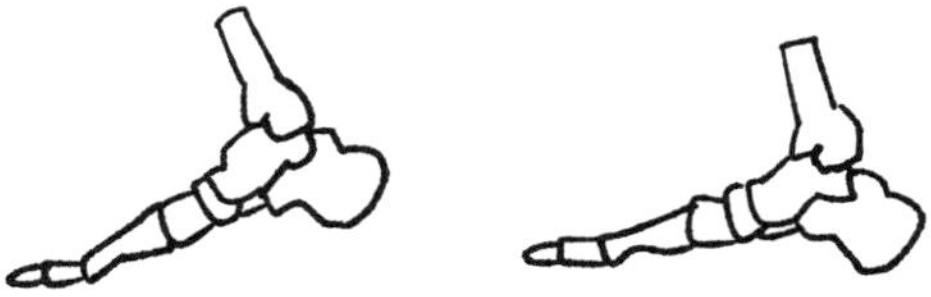

歩くとき、足首がしっかり前に倒れ、体の重心が慣性の力でスムーズに前へ移動する。指の付け根からしっかり蹴り出せるので、自然と足が持ち上がる

× ふくらはぎの硬い人　パターン①

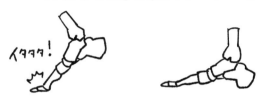

歩くとき、足首がしっかり前に倒れないのに、体の重心は慣性に従って前に進もうとする。それをカバーするために、かかとが早いうちに持ち上がり、蹴り上げるとき指の付け根に大きな負担がかかる

× ふくらはぎの硬い人　パターン②

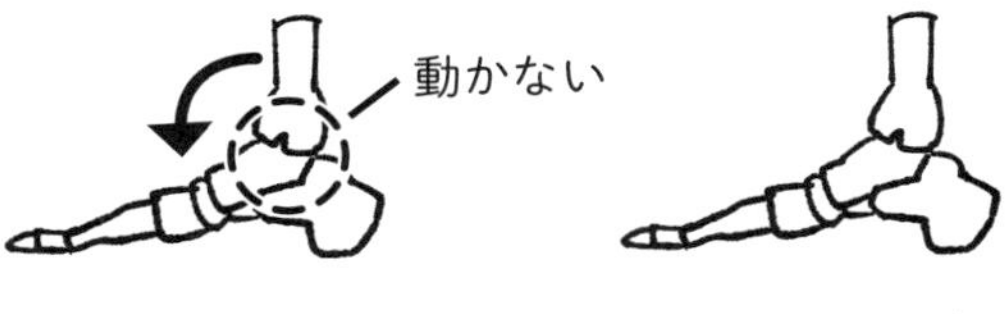

体は前に進もうとするが、足首は倒れない。そのためアーチに負担がかかり、アーチがつぶれていく

たとえば、扁平足の人が足に体重をかけると、足のアーチがベチャッと崩れてしまい、それがトラブルのもとになります。ですが、足まわりの筋肉に柔軟性と筋力があれば、アーチの骨格がベチャッと下まで崩れようとする途中で、止めることができます。ダメージを最低限に抑えることができるのです。

基本は「ふくらはぎを柔らかく伸ばす」こと

ふくらはぎが硬い人は珍しくありません。ふくらはぎの硬い人は足首も硬く、じつは「ちゃんと歩く」ことができていません。足首が柔軟に動かないので、足がちゃんと前に出ないのです。

そのような歩き方では、歩くたびに足に負担がかかります。

すでに硬くなっている足首やふくらはぎに、さらに余分な力が入ります。そして足首が前に倒れるときに、土踏《つちふ》まずを地面に押しつけることで、なんとか蹴り出すことになります。

土踏まずを強引に地面に押しつけているのですから、足のアーチが崩れていくのは当然です。こうして扁平足が、どんどんひどくなっていくのです。それだけではなく、足の裏が無理に引っ張られているので、足裏の筋肉が炎症を起こしてしまいます。

足の前が上がらないせいで、つまずいて転ぶことも多いはずです。お年寄りが転びやすいのは、加齢でふくらはぎが硬くなっていることも一つの要因です。

フラットな靴よりも、ヒールが4センチを超えるようなハイヒールをはくほうが楽に感じる女性は、ふくらはぎの筋肉が縮んで硬くなっています。すでに「足《そく》底腱膜炎《ていけんまくえん》」になるリスクを抱えている可能性もあります。

ハイヒールをはきたい人、立場上はかなければならない人は、ふくらはぎが柔らかくなるように、しっかり伸ばすことが必要です。

硬くなっている脚まわり・足まわりの筋肉や関節は、緩めてしなやかにすることが必要です。

そのために効果的なのは「ふくらはぎを伸ばす」ことです。

学生時代、水泳や運動の前に「アキレス腱をよく伸ばして」と言われた記憶がある方もいるでしょう。「あれなら、やり方は知っている」と思われるかもしれません。でも、きちんとできている人は案外少ないもの。この本では、正しいやり方をちゃんとお教えします。

ふくらはぎを伸ばすことで、足首を柔らかくしましょう。

びっくりなさるかもしれませんが、それだけで足先への負担が減り、取れる痛みは多いのです。

股関節も、脚の後ろも、鍛えるほうがいい

足に痛みがなく、「ちゃんと歩く」ことができるようになるためには、股関節も柔らかくなければいけません。

股関節に柔軟性がないと、無意識のうちに膝や足首で足の弱点を補うような歩き方になるからです。股関節の硬い人は、そこを伸ばさないかぎり、ちゃんと歩けないのです。

一方、若い頃は体が柔らかいので、足に弱点があっても、股関節などがその弱点を補ってくれます。そのおかげで足に痛みを感じないのです。

ですから、足にトラブルを抱えていることに気づかない人も多いのですが、歳とともに股関節は硬くなります。そうなると、足の弱点をかばうことができなくなり、人によっては膝にも痛みが出ます。

ですから、股関節を鍛えることが、脚や足を守ることになるのです。

お尻の筋肉も大切です。

お尻の筋肉は脚の後ろを通って足につながっているので、脚の後ろも鍛える必要があります。お尻や脚の後ろの筋肉を鍛えれば、足が守られて、ちゃんと歩けるようになるでしょう。

ちなみに、ちゃんとした歩き方ができれば、余分なエネルギーを使うことがなくなるので、体への負担もぐんと減ります。

家でできる！　簡単！　毎日続けられる！

「ふくらはぎを伸ばす」とか、「股関節や脚の後ろを鍛える」とか、やることが多そうに思えますか？　大変そうだと思いますか？　どうか心配しないでください。「やることが多いと、やらなくなる」という法則が多くの人に当てはまることは、私もよくわかっています。

私のクリニックにいらっしゃる患者さんにも宿題を出しますが、ほとんどの場合、1回に1、2種類しか出しません。何種類もできる人は多くないからです。

ですから本書でも、セルフケアを厳選しています。

「外反母趾《がいはんぼし》」「タコ・ウオノメ」「足底腱膜炎」「陥入爪《かんにゅうそう》」「制限母趾」「モートン神経腫《しんけいしゅ》」などに効く、簡単なセルフケアです。

効果があるトレーニングでも、やってキツかったり、単調で飽きやすかったりすると、やはり続かないこともわかっています。ですから、どうかご安心ください。この章の体操は、簡単なだけでなく、「痛気持ちいい」ものばかりです。気持ちいいから、毎日続けることができます。

ただし、注意点があります。体操はテキトーにやっては効果が望めません。正しいフォームですることが重要です。

どんな体操にも、ごまかしの動き（代償動作）が入りやすいものですが、代償動作をしてしまうと、運動の効果は下がり、狙った効果を得られません。

残念ながら、代償動作をすることで、運動の効果を落としている人がたくさんいます。ですから本書では、陥りやすい代償動作についても解説します。ついやりがちな代償動作に、どうか気をつけてください。

本書の体操で、やりすぎていけないものはありません。**気持ちよければ、いくらでもやっていいものばかりなので、安心して取り組んでください。**

お風呂上がりで関節や筋肉が柔らかくなっている時間帯にするほうが、より効果があるでしょう。

でも、そんなことにとらわれず、毎日少しずつでもやることが大切です。**ひどい痛みのあるときには、ゆっくり、優しくやってください。**

毎日10分！ 絶対にやってほしいセルフケア

覚えておいていただきたいのですが、筋肉は一回ほぐしただけでは意味がありません。ほぐして柔らかくなっても、そのままほうっておくと筋肉は元に戻るからです。

ですから、これから説明する4つのセルフケアは、ぜひ毎日やってください。

そして伸ばしたところを、よく使うことを心がけてください。

※効果を出すために

・最低でも30秒間は必要です。10秒ぐらいの短さではあまり意味がありません。
・右脚1分と左脚1分で1セットです。毎日3セットはやってください。
・続けて3分やるよりも、朝1分、昼1分などとこまめにするほうが効果的です。

足首の硬さをほぐす「ふくらはぎ伸ばし」2種

ふくらはぎと足首の筋肉を伸ばすストレッチです。

ふくらはぎの筋肉が柔らかくなれば、ちゃんと歩くことができるようになり、結果として「外反母趾」「タコ・ウオノメ」「モートン神経腫」などの予防や軽減になります。

それだけではなく、転倒の予防にもなります。つま先が上がりやすくなり、つまずきにくくなるからです。

特に「足底腱膜炎」に効くことは、医学的に多くのエビデンス（研究論文などの根拠）があります。

足底腱膜炎の原因の一つに「ふくらはぎが硬い」ことがあるのです。

この動きは、よく「アキレス腱を伸ばす」と表現されます。けれどもアキレス腱はとても硬い組織なので、じつはアキレス腱そのものを伸ばすことはできません。実際に伸ばすのは「下腿三頭筋《かたいさんとうきん》」という、アキレス腱を構成する筋肉なのです。下腿三頭筋は、浅いところの内側と外側にある2つの「腓腹筋《ひふくきん》」と、深いところにある「ヒラメ筋」でできています。腓腹筋とヒラメ筋の先端がアキレス腱で、それがかかとの骨とつながっています。

腓腹筋とヒラメ筋の両方が硬い人もいないわけではありませんが、ほとんどの人は腓腹筋のほうが硬いために足首が硬くなり、扁平足を悪化させています。

下腿三頭筋（腓腹筋とヒラメ筋）

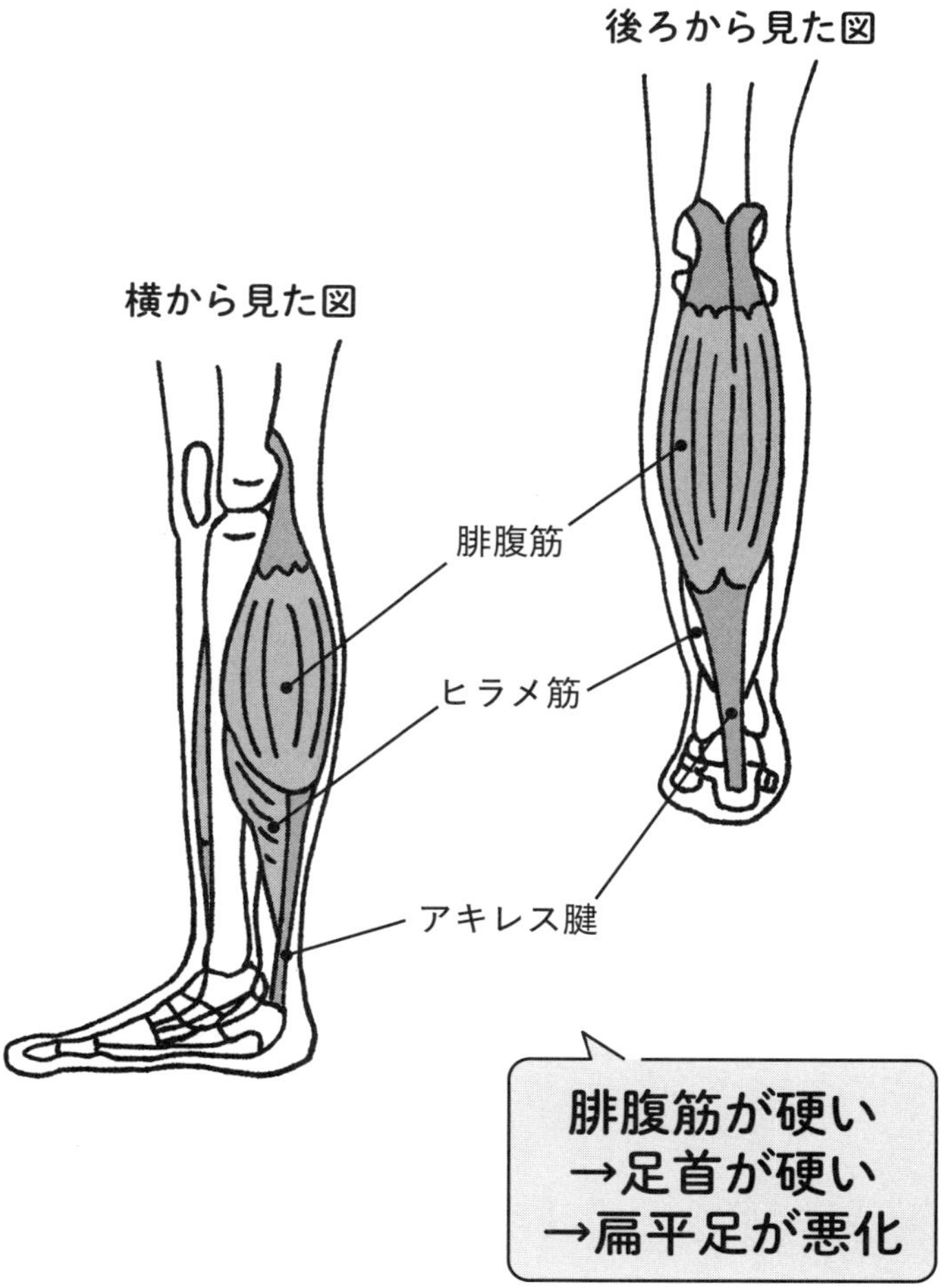

ですから、私がおすすめする「ふくらはぎ伸ばし」にも、腓腹筋とヒラメ筋のそれぞれに効く2種類があります。

基本のリセット法1「壁押し・ふくらはぎ伸ばし」

どなたにも必ずやっていただきたい腓腹筋のストレッチです。

特に「足底腱膜炎」の方には絶対におすすめです。

①壁の前に立ち、壁に手のひらをついて、腕を真っすぐに伸ばします。

②片脚を一歩後ろに引いて、前脚《まえあし》の膝をゆっくり曲げます。両足の先が、壁に対して垂直になるようにします。

・後ろに引いたかかとが、床につくようにしてください。かかとを浮かす（代償動作）とふくらはぎが緩むので、効果がありません。かかとが浮いてしまうなら、脚を引く幅を小さくしてください。

・脚の引き方は深ければ深いほどいいのですが、ふくらはぎが「痛気持ちいい」と感じればだいじょうぶです。

・**両方のつま先、特に後ろの足が壁に対して垂直になっていることを意識してください。**そのほうが突っ張る感じがわかります。足首が硬い人は足が外側に向きがち（代償動作）ですが、それでは力が逃げてしまいます。腰骨も壁に対して水平になっていることが大切です。

・腰が反《そ》ってはいけません（代償動作）。

・お尻が後ろに引けてはいけません（代償動作）。

③ふくらはぎが伸びていることを実感しながら、そのまま45秒～1分間。このと

壁押し・ふくらはぎ伸ばし

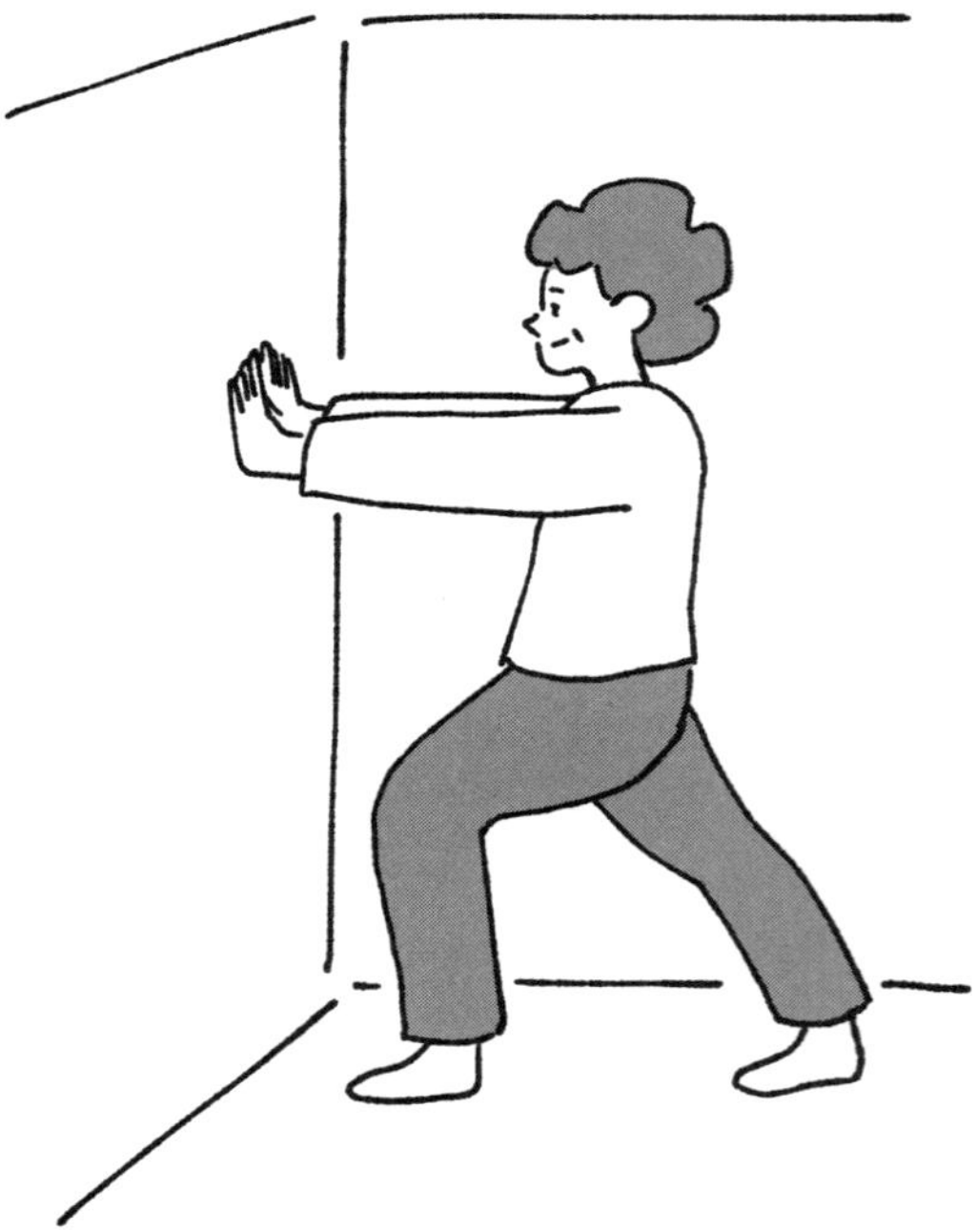

壁を支えに使って
「痛気持ちいい」くらいに伸ばす

き、息は止めません。
・途中で後ろの膝が曲がったり、かかとが浮いたりしないように注意します。
・壁を実際にギュッと押すというより、壁を支えにして体を安定させることが目的です。体が動いたり姿勢が崩れたりしないように注意します。

④脚をかえて、同じようにします。これを1日3セット行います。

基本のリセット法2「しゃがみ込み・ふくらはぎ伸ばし」

腓腹筋は硬くないのに、ヒラメ筋だけ硬い人が、まれにいます。そういう人は、階段の下りが苦手だったり、しゃがんだときにかかとが浮いたり、ジャンプして着地するときに膝を痛めたりします。

「壁押し・ふくらはぎ伸ばし」をいくらやっても足首の硬さが取れない人は、こちらを優先的にやってください。

①正座から片膝を立て、立てた膝を両手で抱えます。

・立てた足のつま先が真っすぐ前に向いていることを意識してください。

・立てた足のかかとは床につくようにしてください。

②立てた膝にゆっくり体重をかけながら、上体を前に倒します。立て膝をしている足のかかとは床につけたままです。

③ふくらはぎが気持ちよく伸びていることを実感しながら、そのまま45秒～1分間。このとき、息は止めません。

④脚をかえて、同じようにします。

これを1日3セット行います。

・足首の硬い人は足先が外側に向きがち（代償動作）ですが、真っすぐ前を向いていないと力が逃げてしまいます。

・膝に痛みのある人は、やらないでください。

しゃがみ込み・ふくらはぎ伸ばし

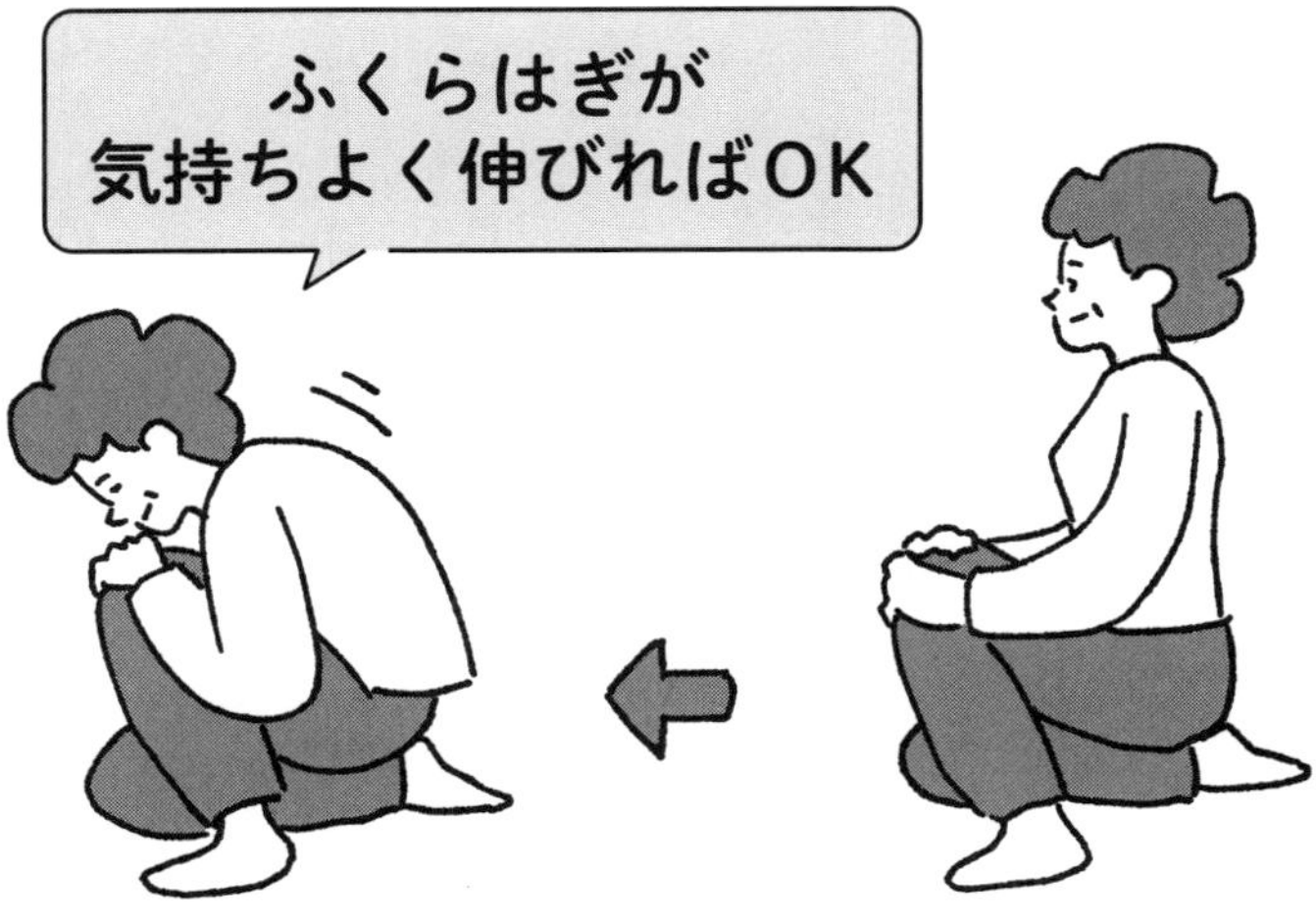

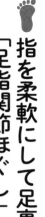

指を柔軟にして足裏への負荷を減らす「足指関節ほぐし」

指の付け根の関節が硬いために、指を内側に曲げるのが苦手な人は多いのです。

ですが、関節の硬さをほうっておくと、中足骨《ちゅうそくこつ》（足の甲に5本ある細長い骨）の骨頭部に負荷が偏ります。

結果として、タコやモートン神経腫などを引き起こし、爪《つめ》への負担も増します。

足指関節ほぐしは、硬い指の付け根を柔らかくします。

指の付け根が柔らかくなれば、足裏にかかる負荷（圧力）が減ります。そうなれば、痛みが楽になったり、タコができにくくなったりします。

また、歩くときに蹴り出しやすくなり、歩幅が適切になり、転倒を予防する効果もあります。

①両足の指を、付け根からギュッと曲げます。そのまま30秒ぐらい保ちます。

・付け根というのは、ポツポツと小さな丘が出ているところ。関節の骨の突出部です。この小さな丘が全部見えるように曲げてください。

・指先だけを曲げないようにします（代償

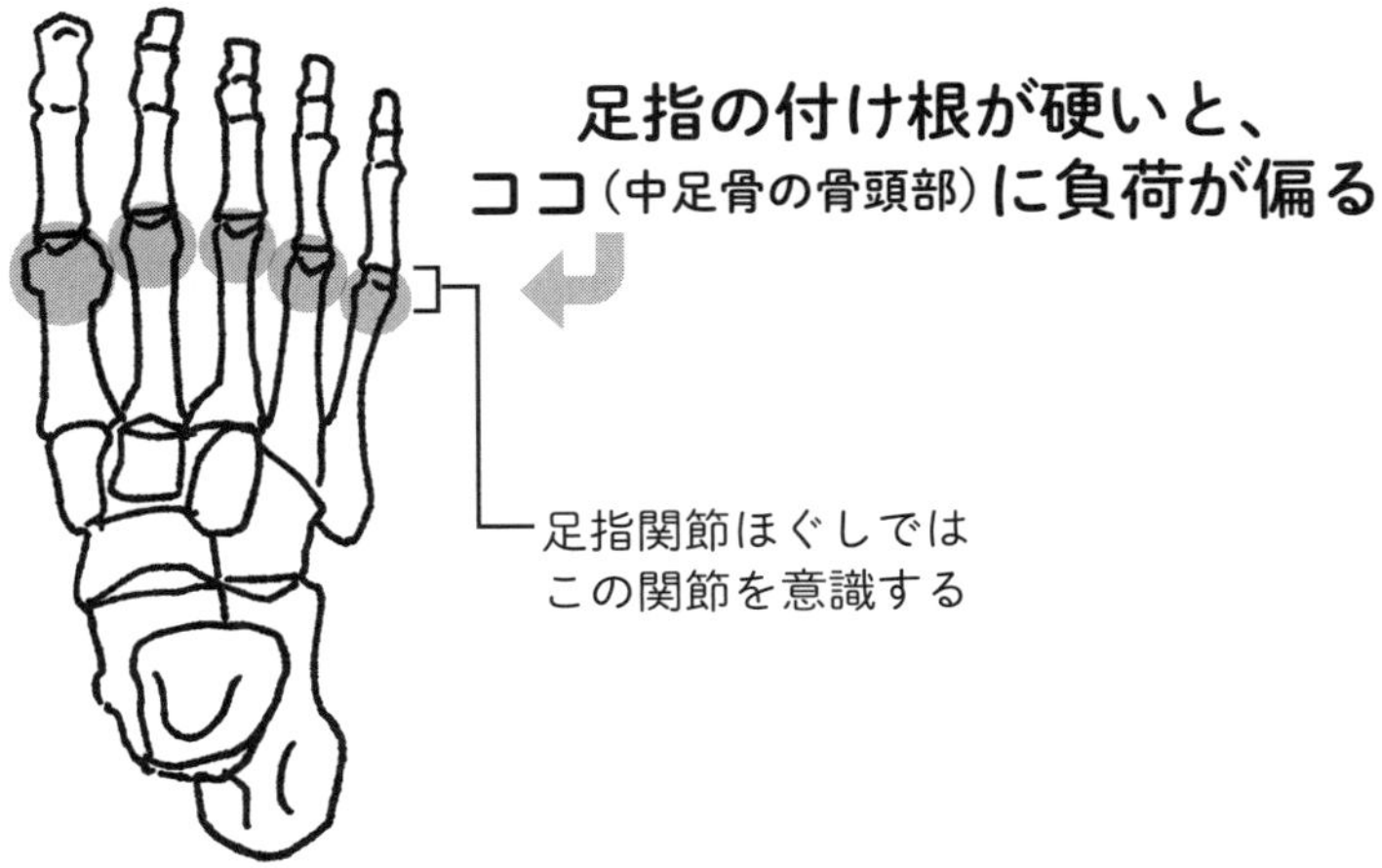

足指の付け根が硬いと、
ココ（中足骨の骨頭部）に負荷が偏る
足指関節ほぐしでは
この関節を意識する

動作)。

・軽くしか曲げない(代償動作)のでは効果がありません。しっかり曲げます。

②これを3セット繰り返します。

・制限母趾《せいげんぼし》の方は、曲げたあと、指を逆に反らすようにもしてください。

伸ばしたあとの指は、しっかり使ってください。

具体的には、歩いたりするときに付け根の関節を意識します。そうすると足の中の筋肉が活性化して、その関節が曲がりやすくなります。

付け根の関節が曲げる方向に動きやすくなれば、中足骨にかかる圧力を軽減できます。

足指関節ほぐし

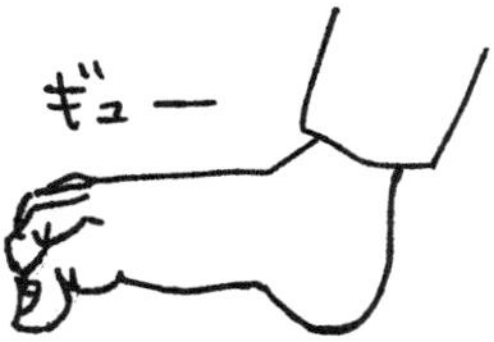

横から見て
これくらい曲がれば◎

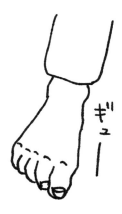

慣れるまでは片足ずつやってみよう

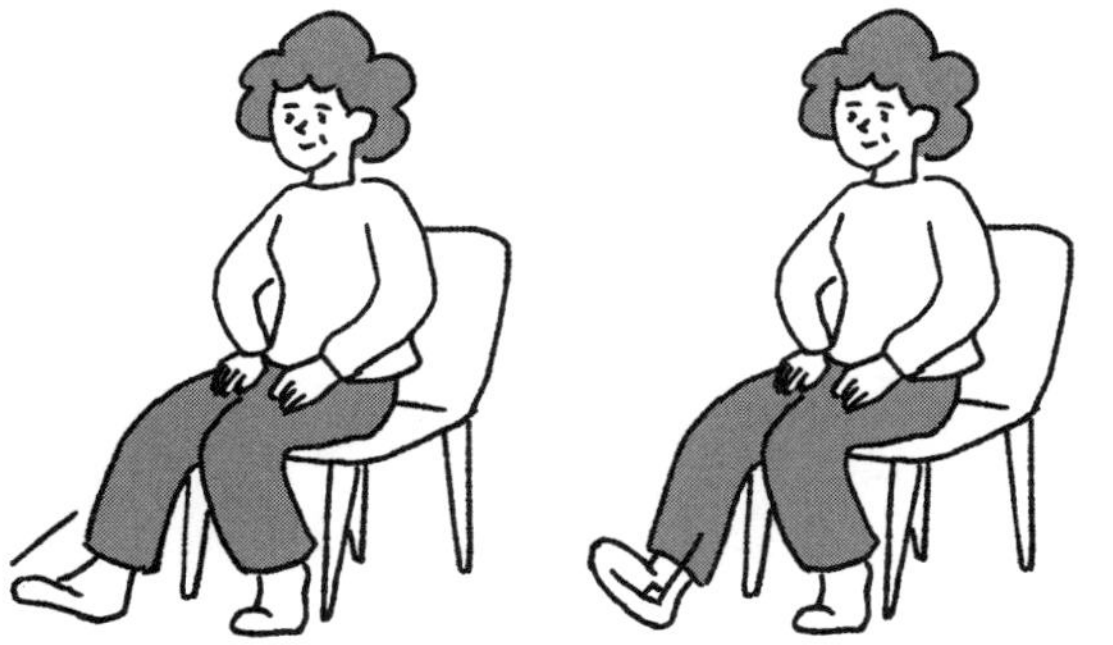

足首を直角にするほうが負荷が弱く、つりにくい（右）
慣れたら足首を寝かせて（つま先が少し浮いた状態で）
やってみよう

足指関節ほぐし（手で押すパターン）

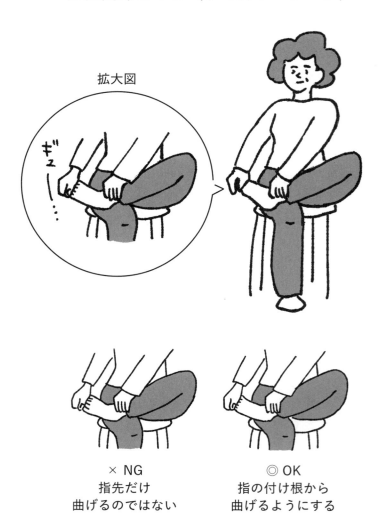

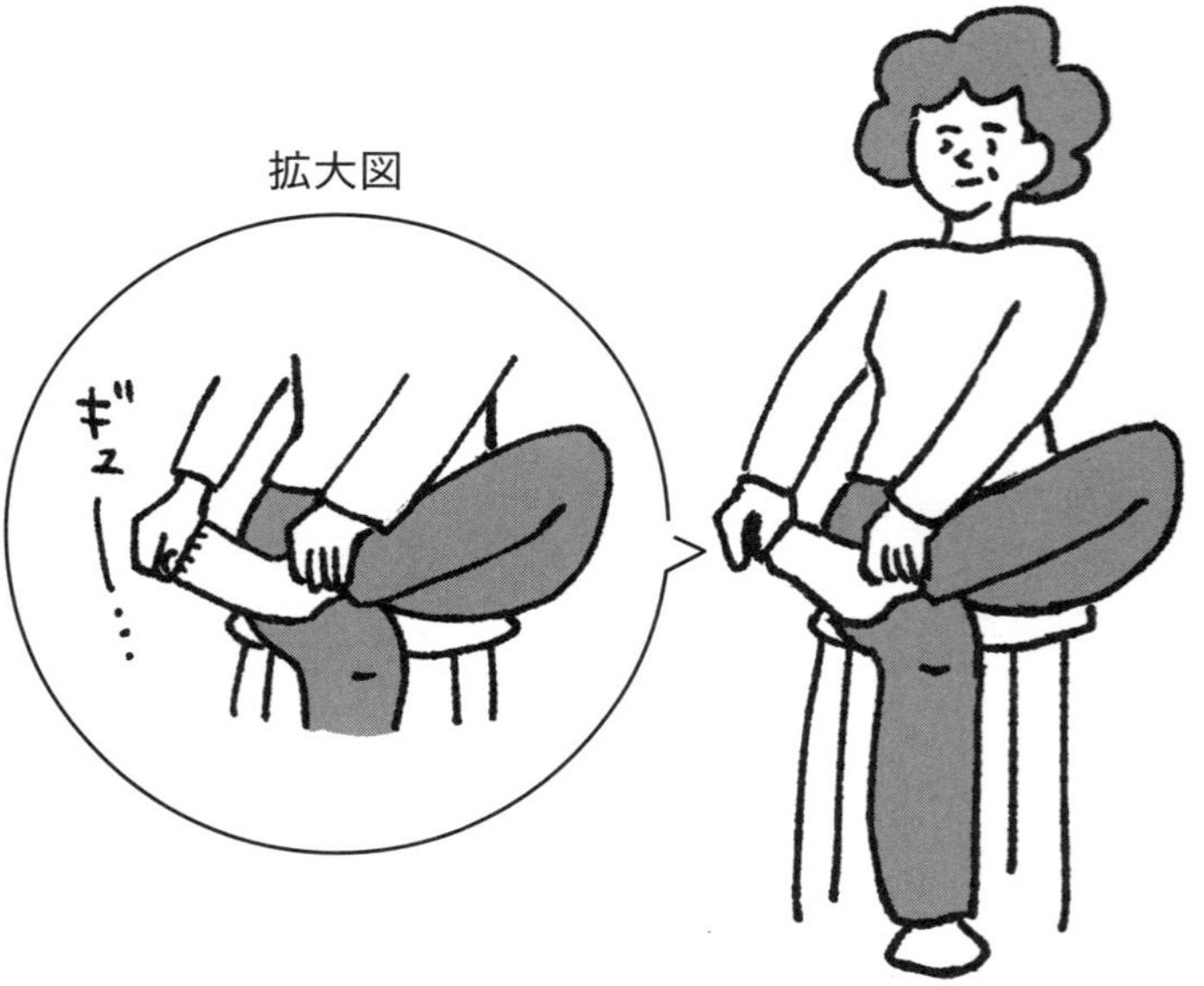

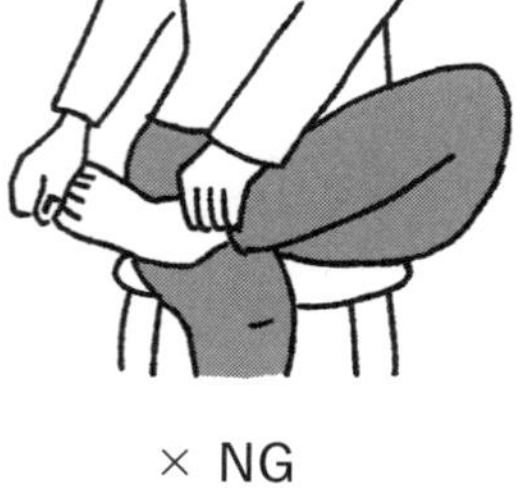

× NG
指先だけ
曲げるのではない

◎ OK
指の付け根から
曲げるようにする

理想は、指の付け根の丘が目で確認できるぐらいに柔軟性を高めることです。ソファや椅子に腰掛けているときの、ちょっとしたスキマ時間にもできますから、ぜひ、無意識にできるような〝よいクセ〟にしていただけたらと思います。

両足一度にやりづらいと感じた人は、片足ずつおこなってみてください。

または、手で指先をつかんで、グッと内側に向けてもいいでしょう。

ちゃんと歩くための「股関節ゆるほぐし」

股関節は脚の付け根にある関節で、足とは切っても切れない関係にあります。

足のアーチが崩れてくると股関節に歪《ゆが》みが出るし、股関節に歪みが出ると足のアーチが崩れます。

ですから、たとえ足首が柔らかくなっても、股関節が硬いままでは、ちゃんと歩くことができません。

股関節を外向きにひねって緩めるストレッチで、股関節を柔らかくしましょう。股関節の歪みを防ぎます。

①左右の足裏を合わせて座り、足先を両手で包みます。

②ももの内側が痛くなるまで、股関節をしっかり広げます。

③背筋を伸ばしたまま、上半身を前に倒します。膝が浮かないように、ひじで押さえてください。そのまま1分ぐらい保ちます。これを1日3セット行います。

・背中が丸まらないように注意しましょう。

この運動で、股関節の〝外旋《がいせん》〟がしっかりできるようになります。外旋とは下の図のような動きです。外旋がしっかりできる＝股関節が柔らかくなった証《あか》しです。

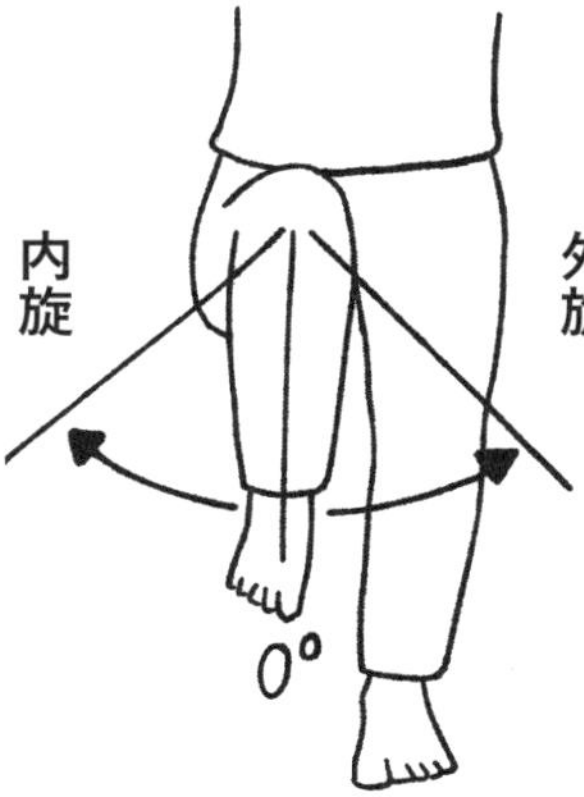

外旋は仰向けで股関節と膝を曲げて測定する

股関節ゆるほぐし

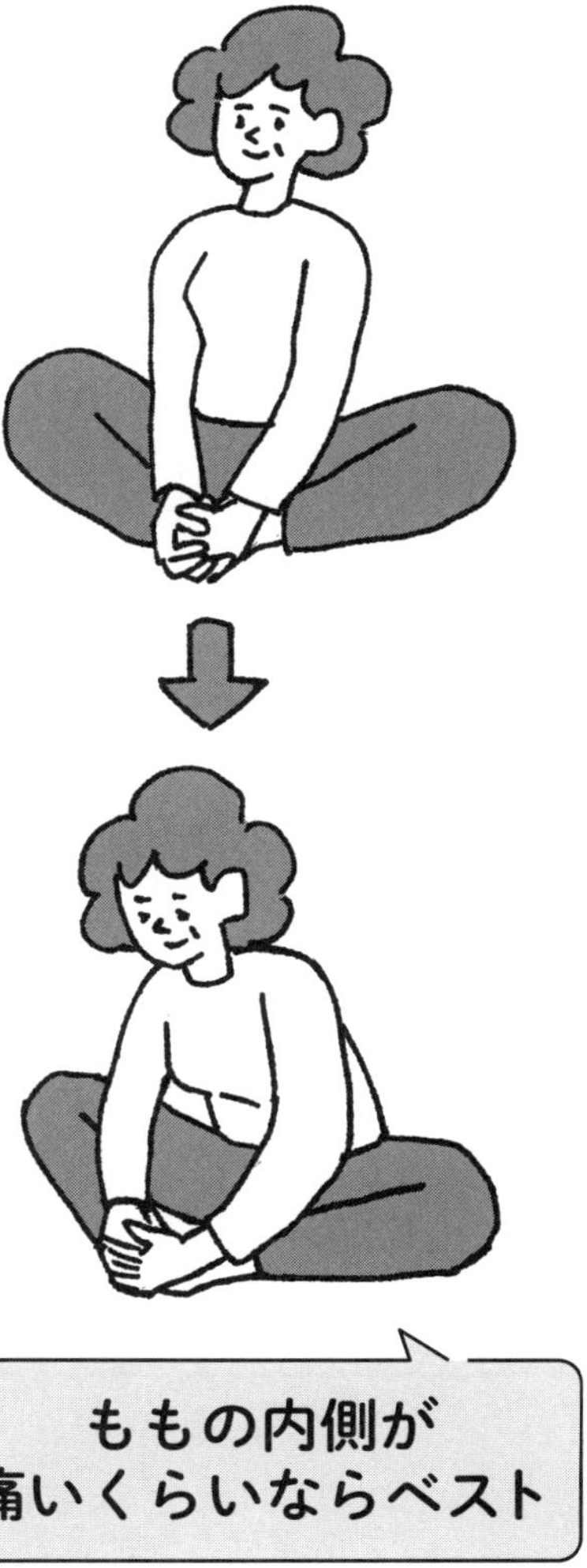

「股関節ゆるほぐし」には、太ももの筋肉を柔軟にする効果もあります。

歩くときには骨盤も前に出ていくような動きが理想ですが、そのためには太ももの筋肉の柔軟性が必要です。**太ももの筋肉が硬いと、股関節の動きが悪くなり、歩幅が狭くなります。**

ちなみに、股関節の〝伸展《しんてん》〟が制限されている人は、お尻が少し後ろに出て、反り腰気味になり、足の先に体重がかかりすぎてしまいます。

伸展とは太もも（大腿部）を後ろに引く動作です。

この動作もスムーズにできるようになると、歩くことが、ずっと楽になるはずです。

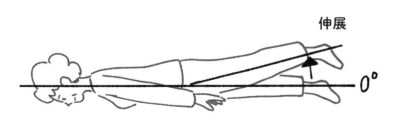

伸展はうつ伏せで膝を伸ばして測定する

3章

セルフケアをもっとやりたい人へ

やればやるほど足を守ることができる

足のトラブルを予防したり改善したりするには、2章のふくらはぎや足指を伸ばす習慣が必須です。

ですが、そのほかにもおすすめしたいセルフケアはたくさんあります。足や脚の筋肉や関節はたくさんあるので、それぞれに効く体操をすれば、それだけ足が強くなります。

ぜひ試してください。

扁平足《へんぺいそく》を支える「足裏にぎり」

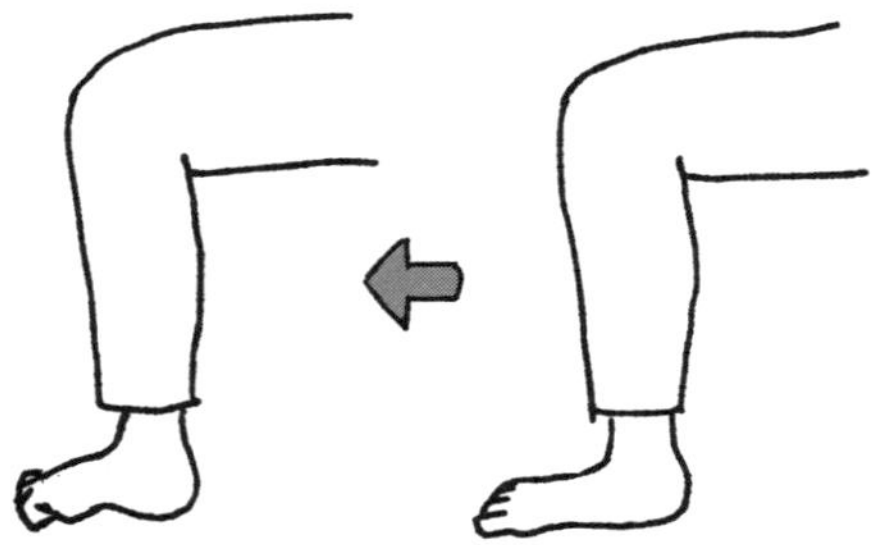

1日
10回

やり方は90ページ

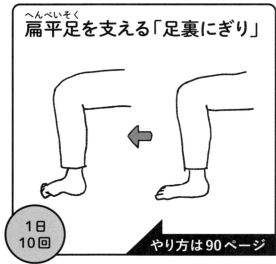

足底腱膜炎《そくていけんまくえん》や指の変形には「タオルつかみ」

1分
×1日3回

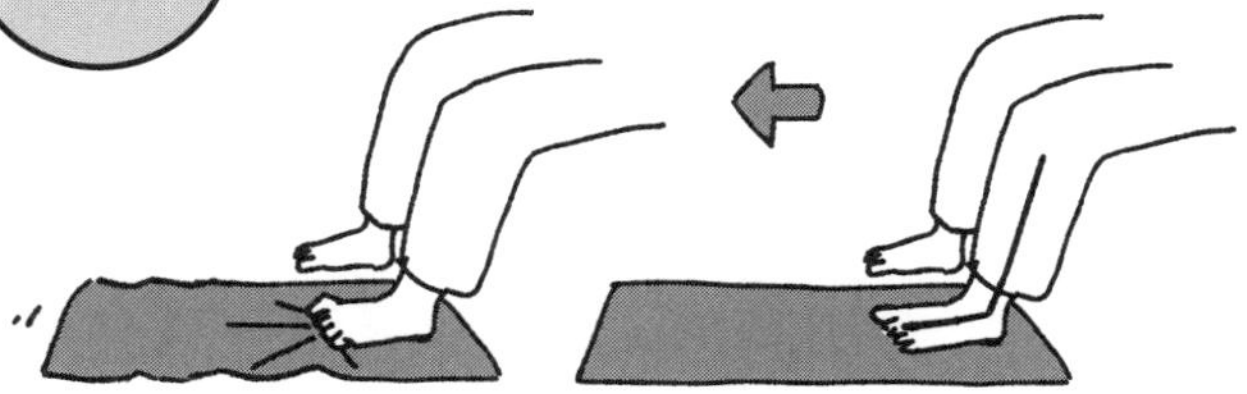

やり方は94ページ

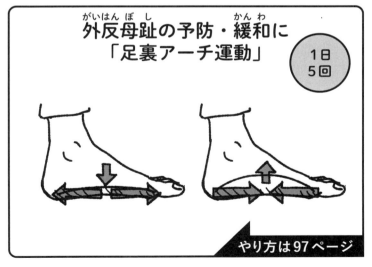

外反母趾《がいはんぼし》の予防・緩和《かんわ》に「足裏アーチ運動」

1日
5回

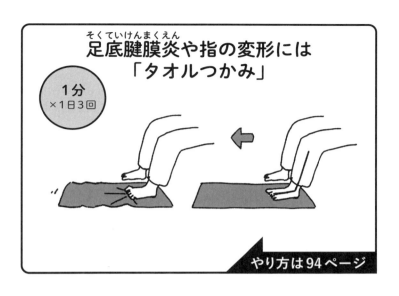

やり方は97ページ

足裏の痛みを和らげる「つま先ひろげ運動」

1日
10回

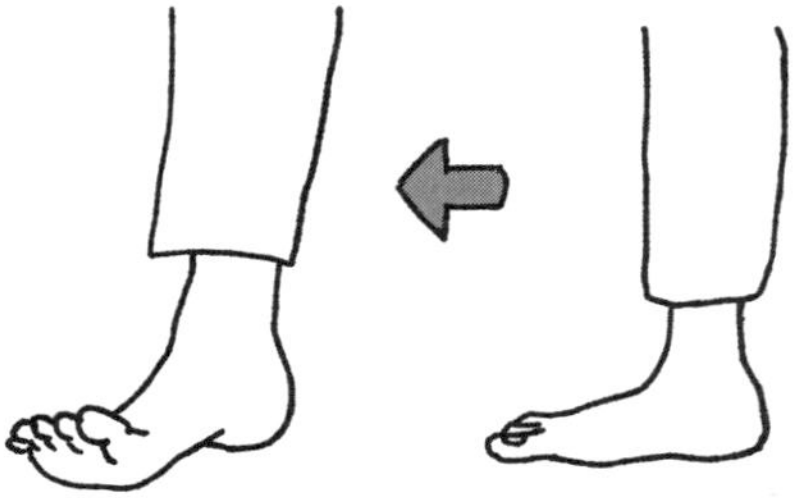

やり方は101ページ

外反母趾の特効薬「足指じゃんけん」

1日
3回

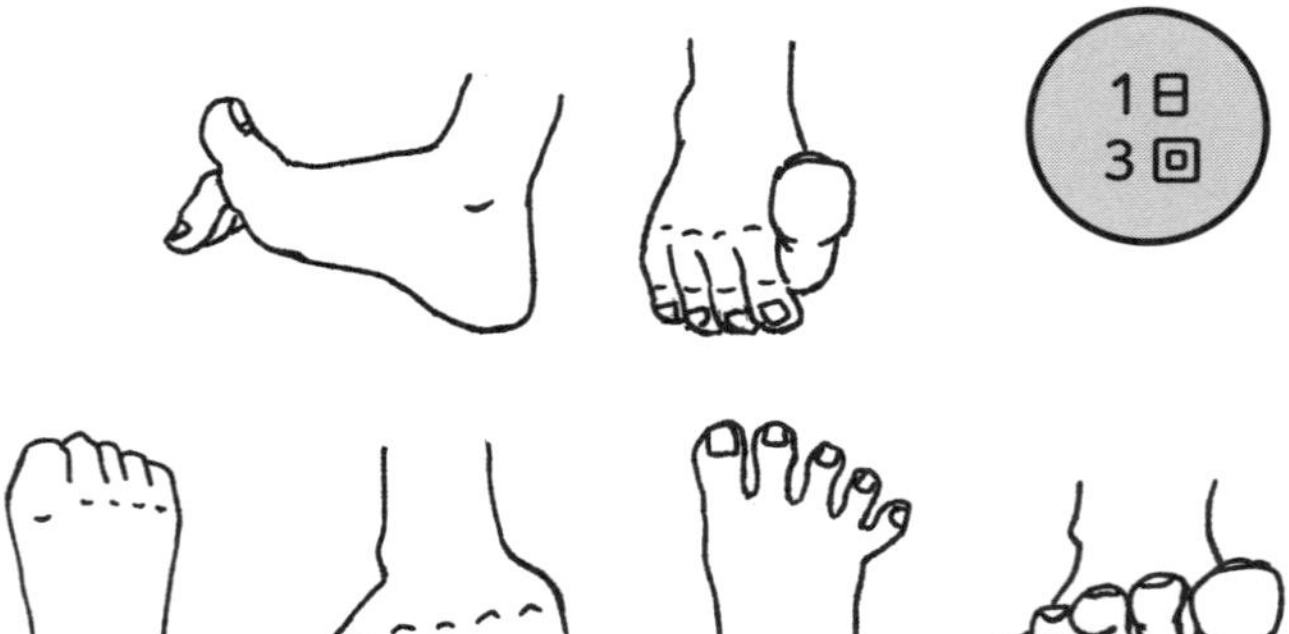

やり方は104ページ

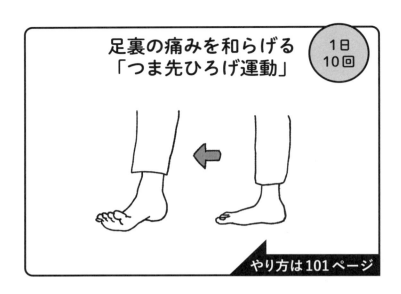

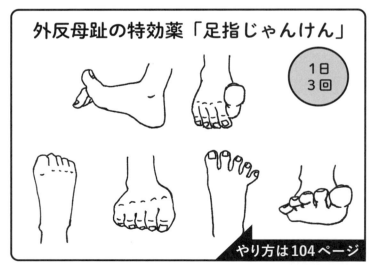

足の疲れ対策1「ゆるスクワット」

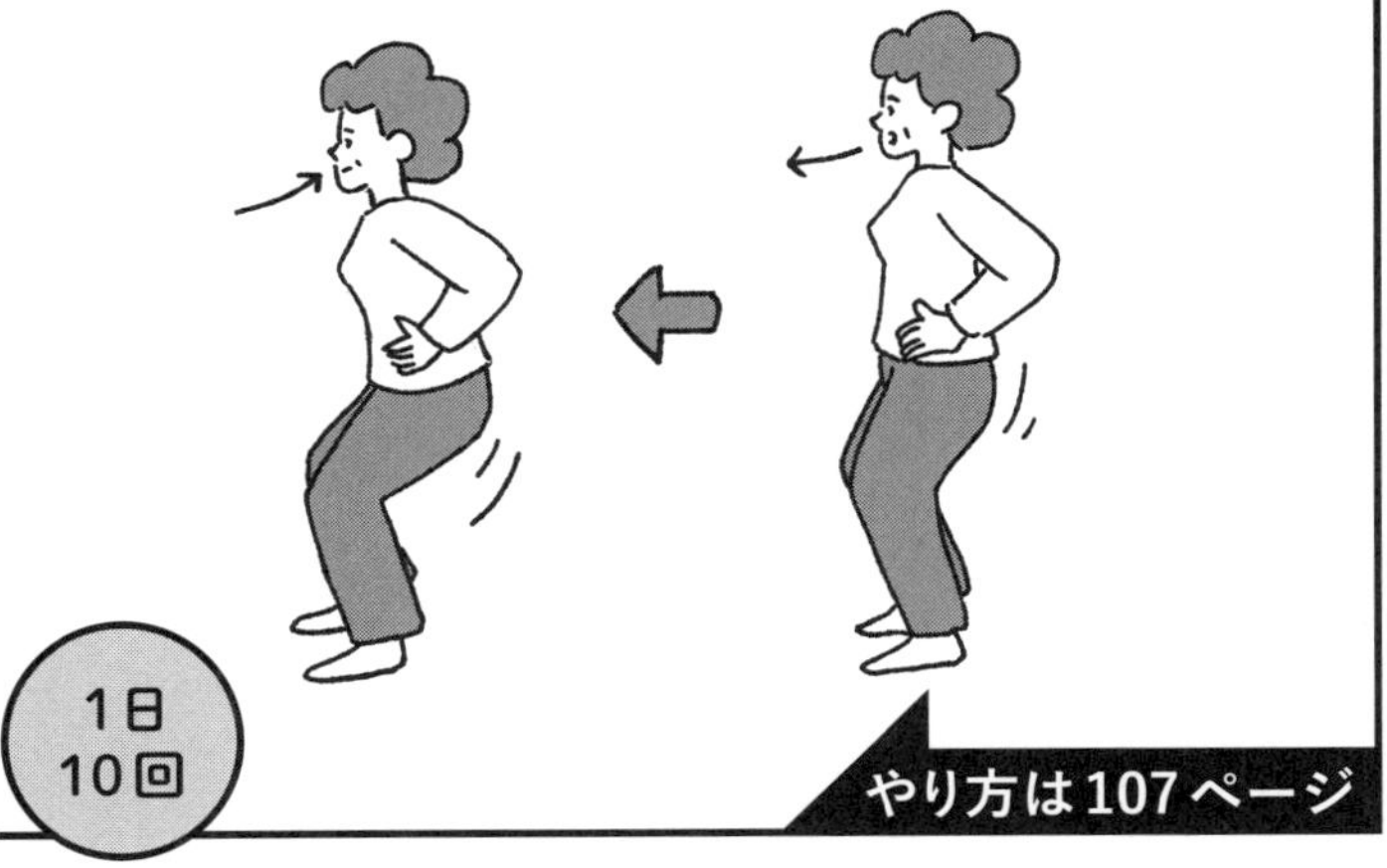

やり方は107ページ

足の疲れ対策2「前方お尻落とし」

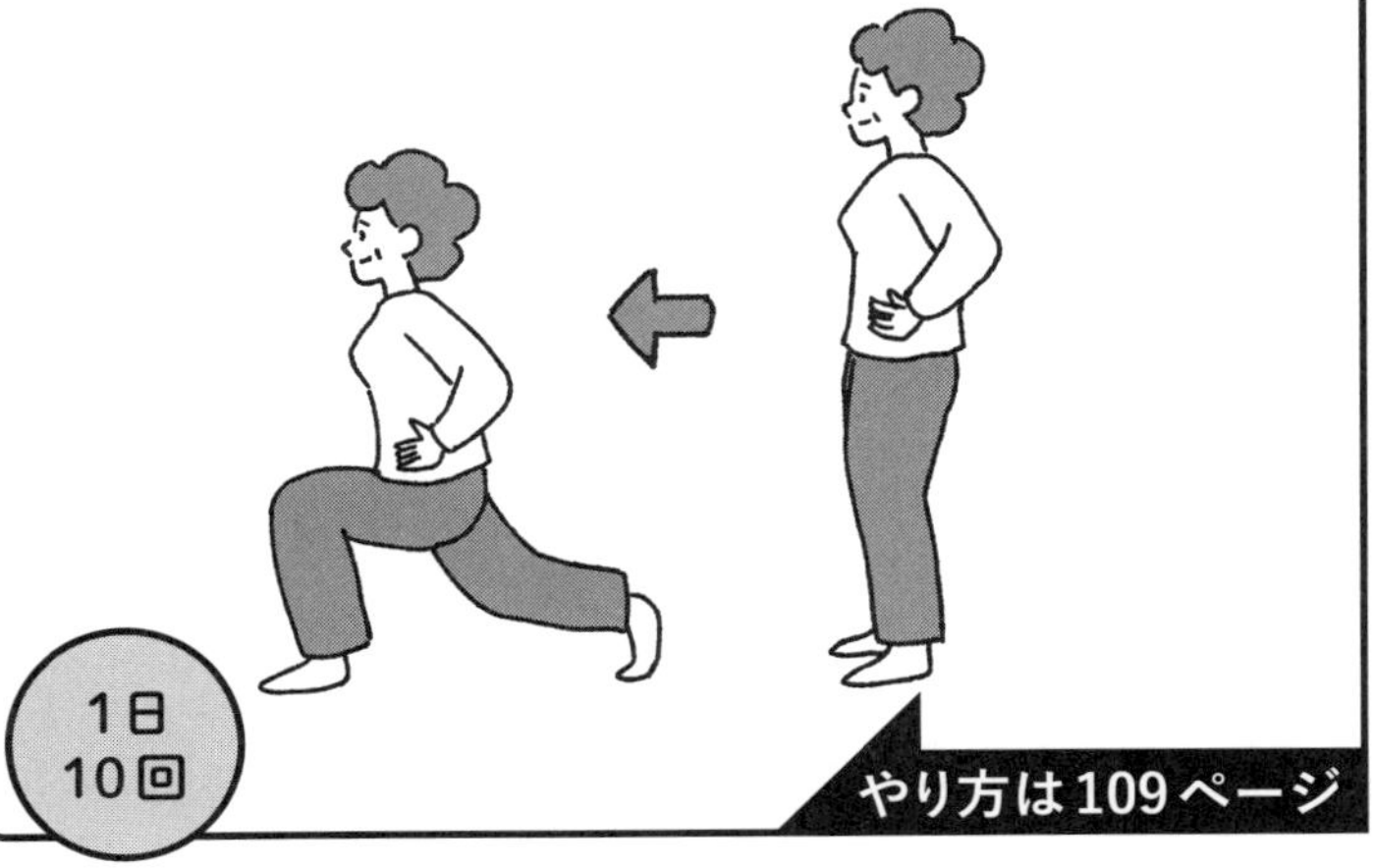

やり方は109ページ

体操で鍛えられるのは、ここ！

最初に、この章の体操で鍛えられるのは主に以下の筋肉です。

- **足の小指を外側(※)に開く筋肉。**一番外側の三角アーチを安定させる（小《しょう》趾《し》外転《がいてい》筋《きん》）
- **足の親指を外側(※)に開く筋肉。**足が内向きに回るのを抑える（母《ぼ》趾《し》外転《がいてい》筋《きん》）
- **足の人さし指から小指までの4本を曲げる筋肉。**足を横切る三角アーチを安定させる（短《たん》趾《し》屈筋《くっきん》）
- **足を安定させる筋肉。**アーチを沈み込ませ、衝撃を和らげる（後脛骨筋《こうけいこっきん》）
- **親指を曲げる筋肉**（長《ちょう》母《ぼ》趾《し》屈筋《くっきん》）

※中指を中心としたときの外側

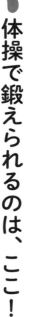

この筋肉を鍛える

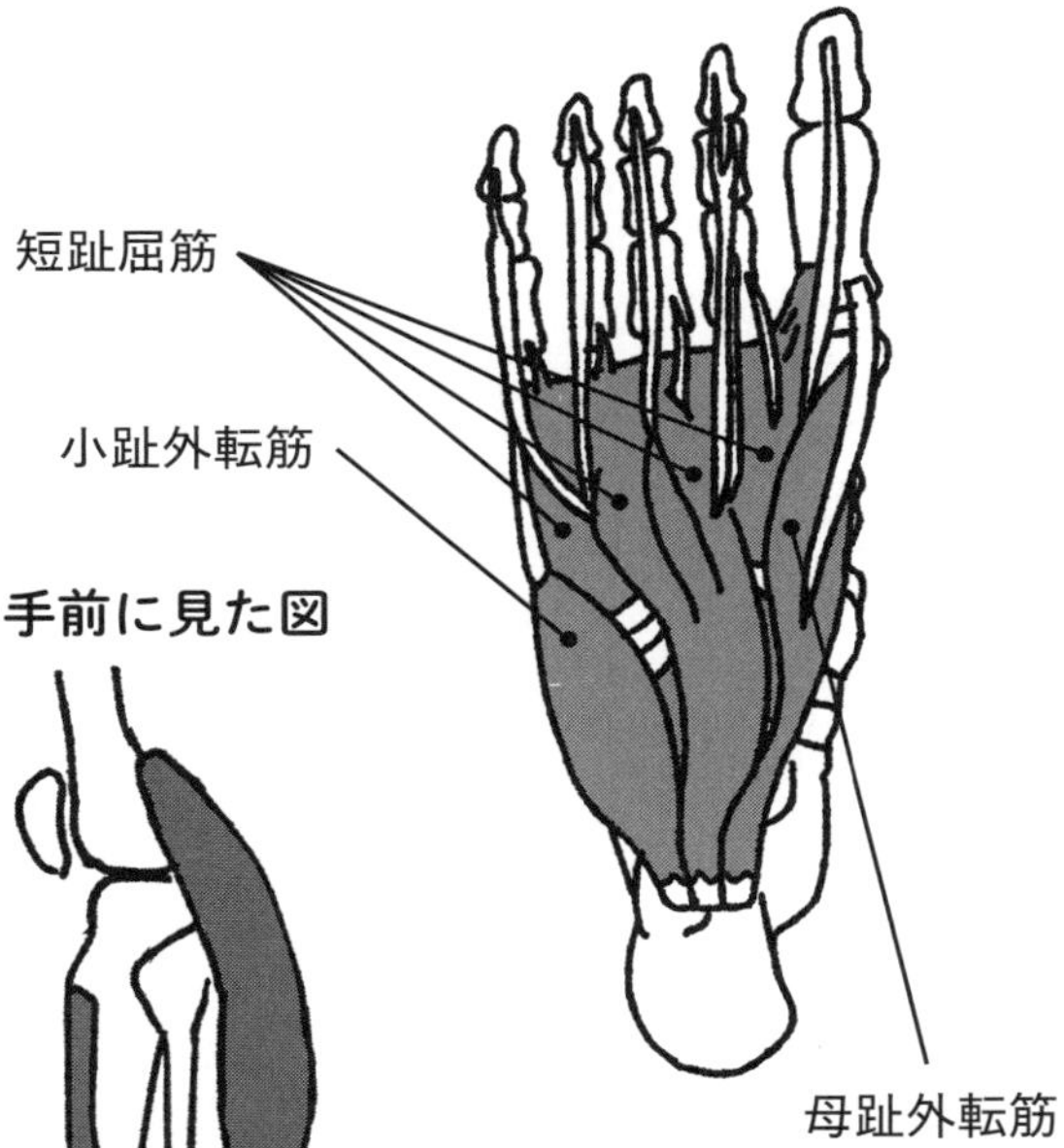

小指を手前に見た図

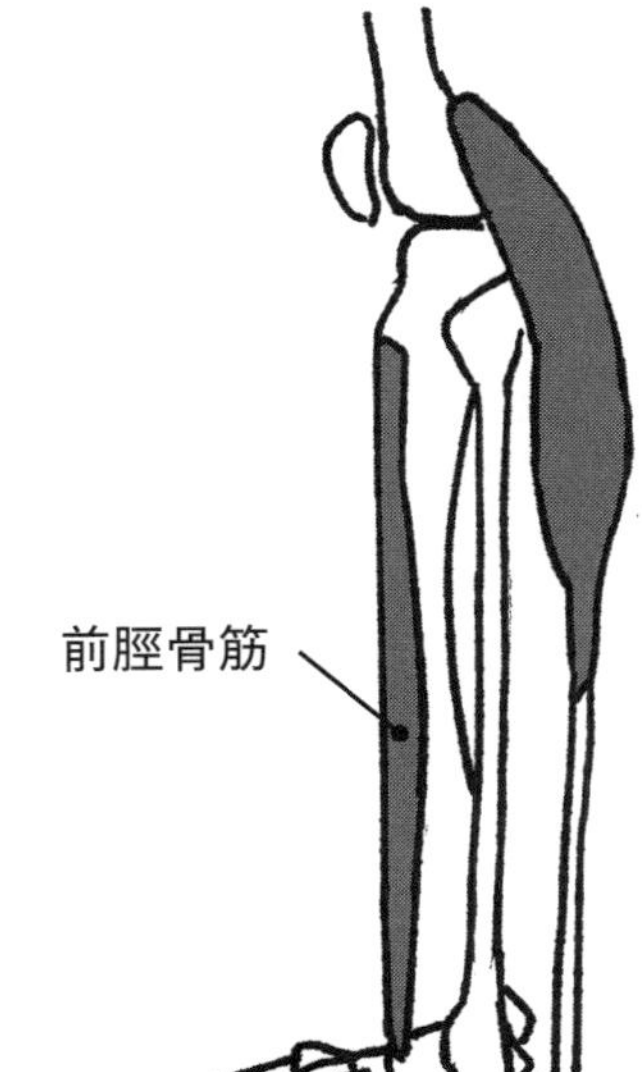

親指を手前に見た図

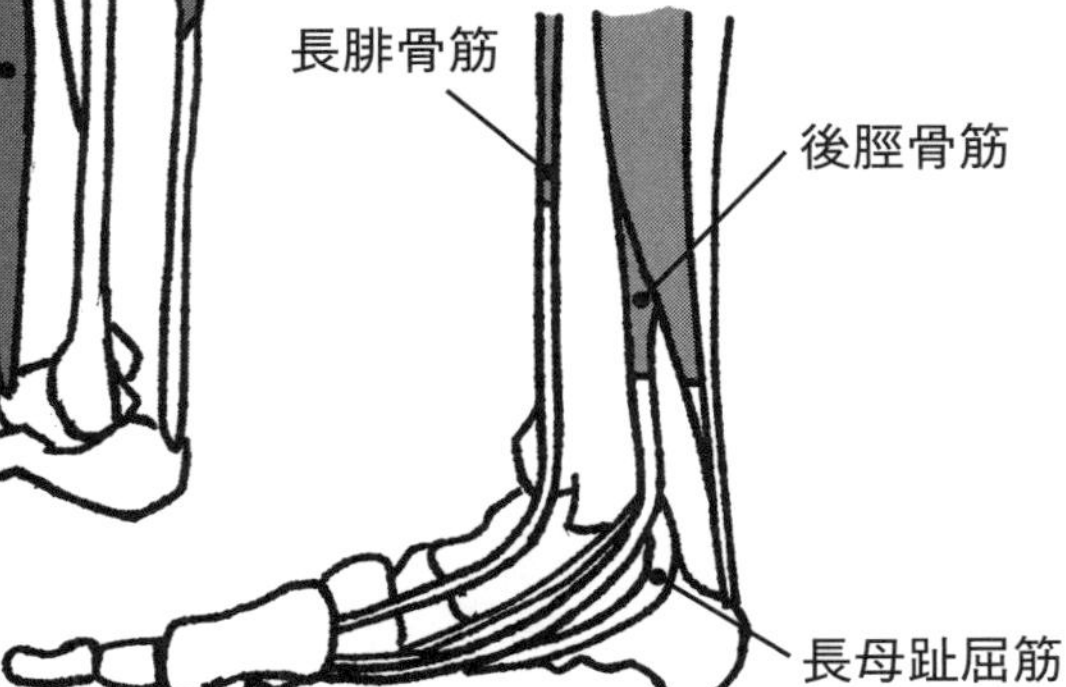

- **つま先を引き上げることに関係する筋肉。**アーチ構造を維持する（前脛骨筋《ぜんけいこつきん》）
- **つま先を伸ばすことに関係する筋肉。**三角アーチや半円アーチを保つ（長腓骨筋《ちょうひこつきん》）

ただし、これまでまったく動かしていなかった方がいきなり体操を始めると、「足がつる」ことがないわけではありません。もしも足がつってしまったら、いったんやめて、ゆっくりとストレッチをしてください。

そして少しずつ、ゆっくり、弱めの力でやり直してください。

慣れてくれば、足はつらなくなります。

扁平足《へんぺいそく》を支えるための「足裏にぎり」

あなたは、裸足《はだし》で片足立ちをするとふらつきませんか？

もしかして、大股《おおまた》でゆっくり歩くのが苦手でしょうか？
もしもそうであれば、「足裏の筋力」が不足している可能性が高いでしょう。
あるいは足の指を十分に曲げることができなかったら、明らかに足裏の筋力不足です。

意識していないと思いますが、〝歩く〟という動作のなかでは片足だけで体を支えている瞬間があります。つまり、本来なら片方の足だけでも体を支えられないといけないのです。ですが、足裏の筋力が不足していると、それができません。
筋力が不足しているときに必要なのは「筋トレ」です。足裏にぎりをすれば、歩くために必要な、足のさまざまな筋肉が刺激され、緩んでしまった足のアーチを、それ以上緩ませません。

ですから、扁平足の人には、ぜひおすすめします。

さらに、歩くときの歩幅が大きくなり、立っているときのバランスが良くなり、転倒のリスクが下がるなど、たくさんの効果があります。

①椅子に座って、膝《ひざ》を直角に曲げます。

②両足の指を付け根からしっかり曲げてグーを作り、5秒キープしてから力を緩めます。

③これを10回繰り返します。

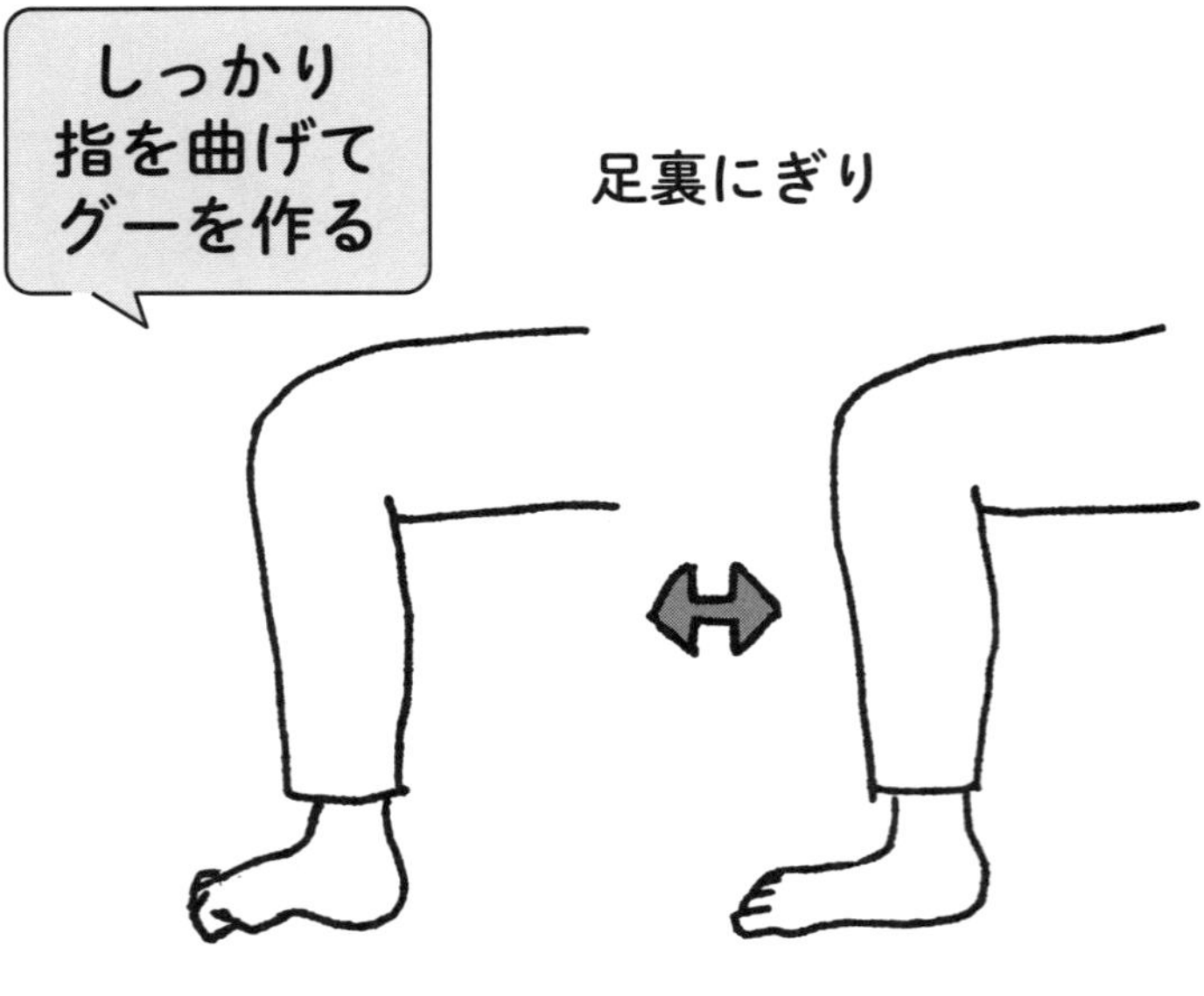

2章のストレッチと違って、この筋トレを推奨している医師や理学療法士はほとんどいないのですが、じつはとても効果的です。

膝を直角ではなく、少し広げるように伸ばしても、ほかの筋肉が刺激されて別の効果があります。

足裏にぎり（膝を伸ばすパターン）

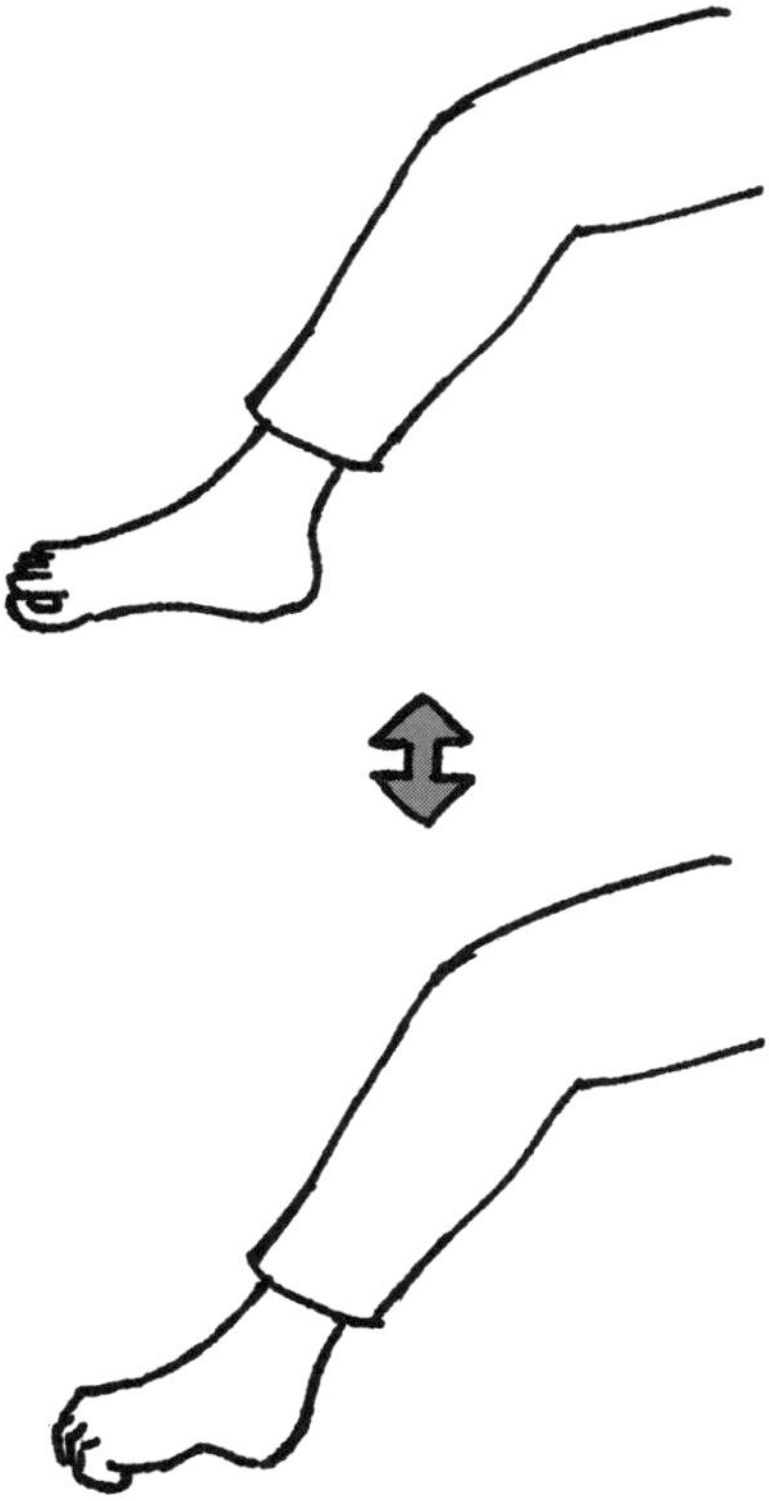

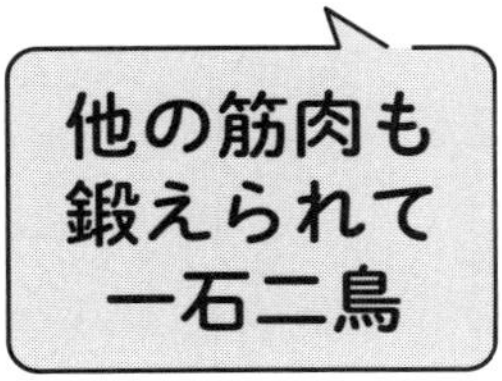

足底腱膜炎や指の変形には「タオルつかみ」

「タオルつかみ」はタオルを足の指でたぐり寄せるだけの体操です。足のアーチを支える筋肉を刺激します。

ですので、特に「足底腱膜炎《そくていけんまくえん》」や「浮き指」、指の変形（関節が曲がる「ハンマートゥ」など）の人におすすめです。

「足裏アーチ運動」や「つま先ひろげ運動」が難しい方にもおすすめします。外反母趾にもいいのですが、変形が激しい人にはあまりおすすめしません。

よく知られている体操なので、ご存じの方や、実際にやってみたことのある方も多いことでしょう。ですが、正しくできている人は案外少ないのです。タオルを全部たぐり寄せられたとしても、ちゃんと筋トレになっているとは限りません。

①タオルを縦に置いて、短い辺の端に足を置きます。

②かかとをつけたまま、つま先を上げて、足の指を開きます。

③思い切り、グーでにぎるように、足の指でタオルをつかんで、少しずつたぐり寄せます。

・足が少し浮いてもかまいません。

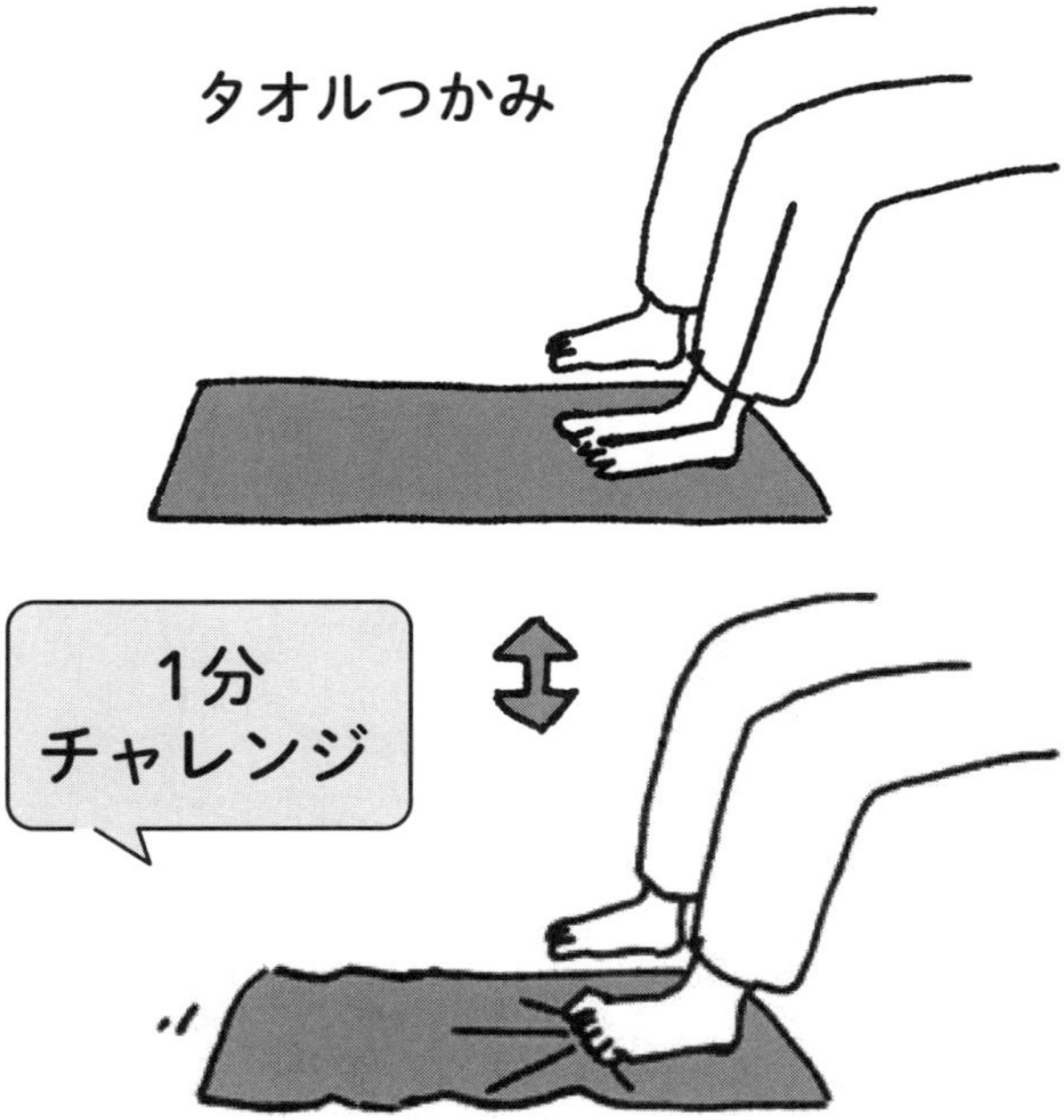

・足首を少し下に押して、アーチを意識してください。
・指先だけを曲げる（代償動作）のではなく、指の付け根から曲げてください。

④❷と❸を繰り返しながら、1分間。反対側の端のところまで続けます。

1日3回ずつ続けると効果が期待できます。

タオルをたぐり寄せることが目的ではなく、指を付け根からしっかり動かすことが目的です。それを意識しながらやってください。
指先だけ動かして、指の付け根が動いてい

タオルつかみNG例

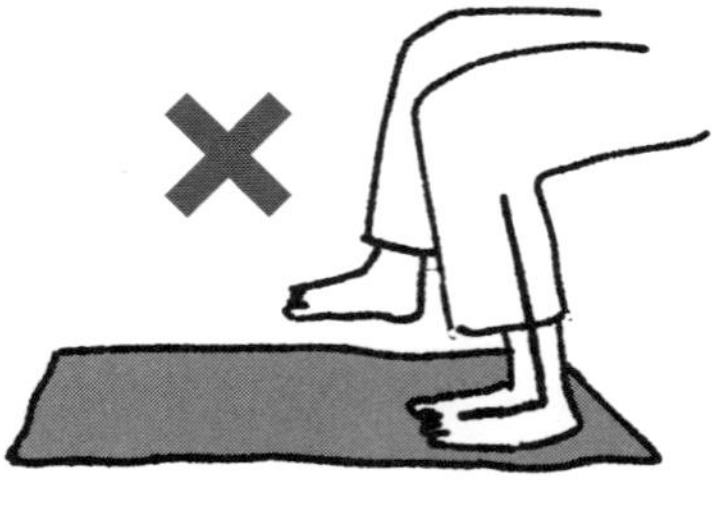

足首を曲げすぎない

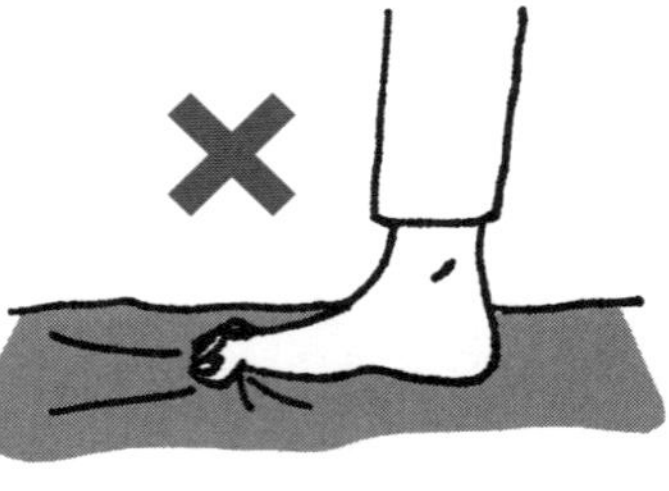

指先だけ動かしても効果はない

なければ、効果はありません。
また、ポイントは足首の角度に注意しておこなってください。右ページの図のように曲げすぎないように注意してください。

ちゃんとやろうとすると、意外と疲れます。筋肉をしっかり支えている証拠です。

続ければ、楽になりますよ。

外反母趾の予防・緩和に「足裏アーチ運動」

足の骨をつないでいる関節が緩んでいると、アーチが崩れて外反母趾《がいはんぼし》などになりやすくなります。この「足裏アーチ運動」は、足裏にあるいろいろな筋肉を鍛えて、アーチが崩れるのを防ぎます。それによって、「外反母趾」や「内反小《ないはんしょう》趾《し》」を予防したり症状を緩和《かんわ》させたりできます。

足裏の長さが短くなる体操なので、英語では「ショートフットエクササイズ」と呼ばれています。

①母趾球《ぼしきゅう》（足の親指の付け根にあたる丸いふくらみ）とかかとを床につけます。

②足裏のアーチを高くしながら母趾球とかかとの距離を少しずつ縮めていきます。

・母趾球が床から浮かないように注意してください。

・つま先が上を向かないようにしてください。つま先は終始、下向きです。

③母趾球とかかとが最も近づいたところで、5秒維持します。

④力を抜いて、アーチを下げていきます。

これで1セットです。**これを毎日、5セットやってください。**
慣れてきたら、②の動作を1秒でできるようにやってみてください。

足裏アーチ運動

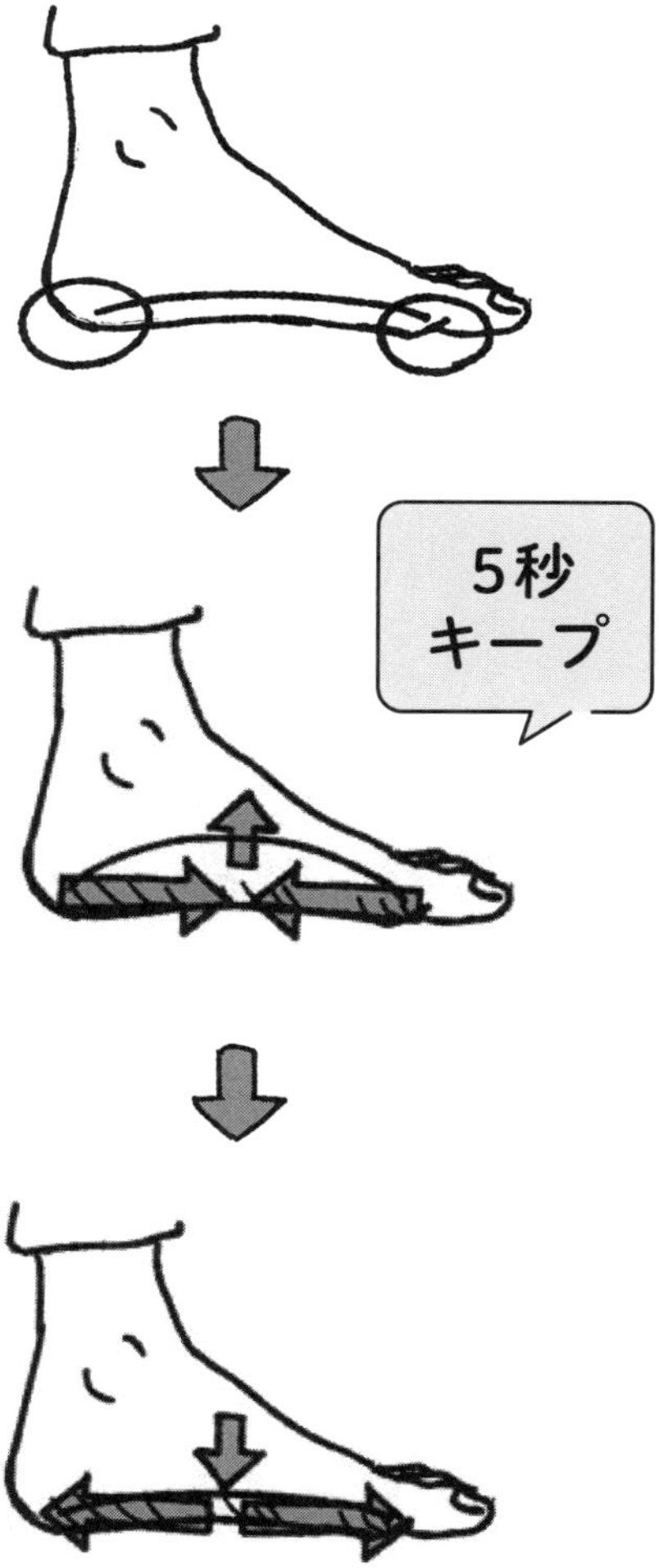

初めての人には難しく感じられて、「ちゃんとできているのかな」と不安になるかもしれませんが、心配しなくてもだいじょうぶです。続けていれば、少しずつでもちゃんと効いています。この「少しずつ、ちゃんと」がとても大事なのです。そして、だんだんコツがつかめてきて、効果の実感も感じられるようになるでしょう。

慣れていない人は、はじめは足がつるかもしれません。つったら一回やめましょう。

自分でアーチを持ち上げられるようになると、足の裏が使えることになり、アーチが落ちてくるのを抑えられます。

足裏の中央に、筋肉の張りが出てくることを確認してください。

足裏の痛みを和らげる「つま先ひろげ運動」

これもアーチを上げる体操なので、「外反母趾」などに効果的です。

「つま先ひろげ運動」はつま先を広げる体操で、「足裏アーチ運動」と同じように、足裏にあるいろいろな筋肉を鍛えます。

つま先（トゥ）をひろげる（スプレッド）する体操なので、「トゥスプレッドアウト」とも呼ばれます。

①座ったまま、かかとから足の裏全体を床につけます。

・つま先と膝の向きは真っすぐ前を向くようにしてください（膝が内側に向きすぎないように）。

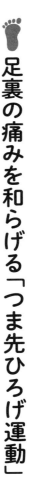

②全部の指を付け根から思い切り反《そ》り上げて、指をパーに開きます。
・足裏の弱い人は、つってしまうかもしれません。つったら一回やめましょう。

③小指を床につけ、それから親指もゆっくり床につけ、そのまま5秒間、床に押しつけます。アーチに力が入っていることを感じてください。
・アーチが下がったり、指が

つま先ひろげ運動

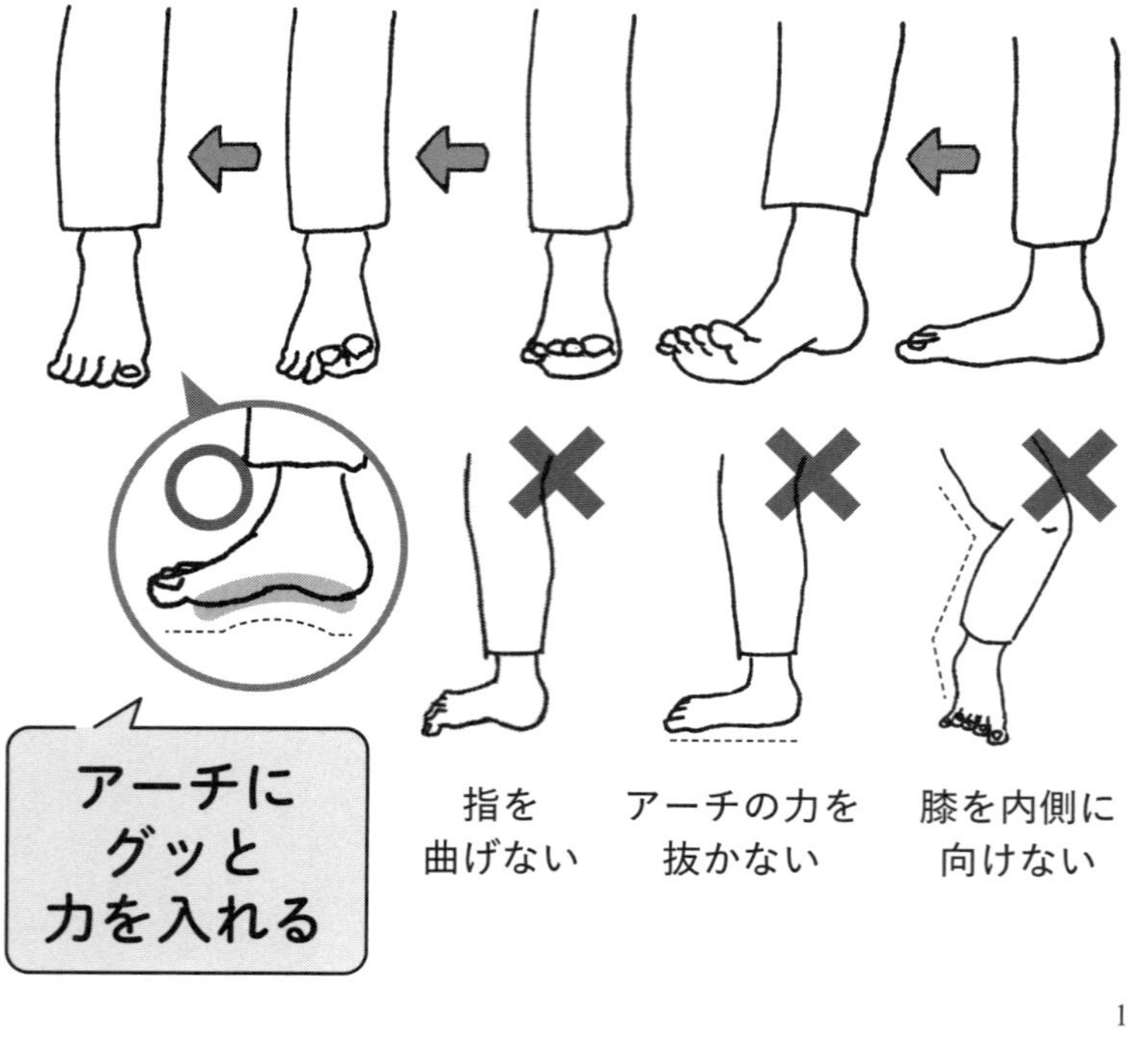
アーチにグッと力を入れる
指を曲げない
アーチの力を抜かない
膝を内側に向けない

曲がったりしないように気をつけてください。

これで1セットです。**テレビを見ながらでもできますので、10セットやってください。**

外反母趾の人には、パーに開くことが難しいでしょう。ちゃんと開かなくてもかまいません。頑張ってやっていれば、症状が少し治まるはずです。

うまくできなくても、少ししか開けなくても、ちゃんと効いています。

そして、だんだんスムーズにできるようになっていきます。

慣れないうちは、足がつるかもしれません。つったら一回やめましょう。

外反母趾の特効薬「足指じゃんけん」

特に「外反母趾」の方におすすめです。

「足の指でグーチョキパーをやるといい」と聞いて、試した方もいるでしょう。これもよく知られたトレーニングです。

けれども「よくグーチョキパー運動をやってました」と言う患者さんに実際にやってもらうと、ちゃんとできている人はほとんどいません。

軽くグーチョキパーをやっても、あまり意味がありません。「ギュッと思い切り握《にぎ》る」「できる限り広く開く」など、足にしっかり負荷をかけてやってください。

では、裸足になって、足でグー・チョキ・パーをゆっくり繰り返します。

①グー：全部の指を付け根から強く前に折り曲げます。

②チョキ：親指を立て、ほかの4本の指を前に曲げます。

③パー：全部の指を思い切り開きます。

足指じゃんけん

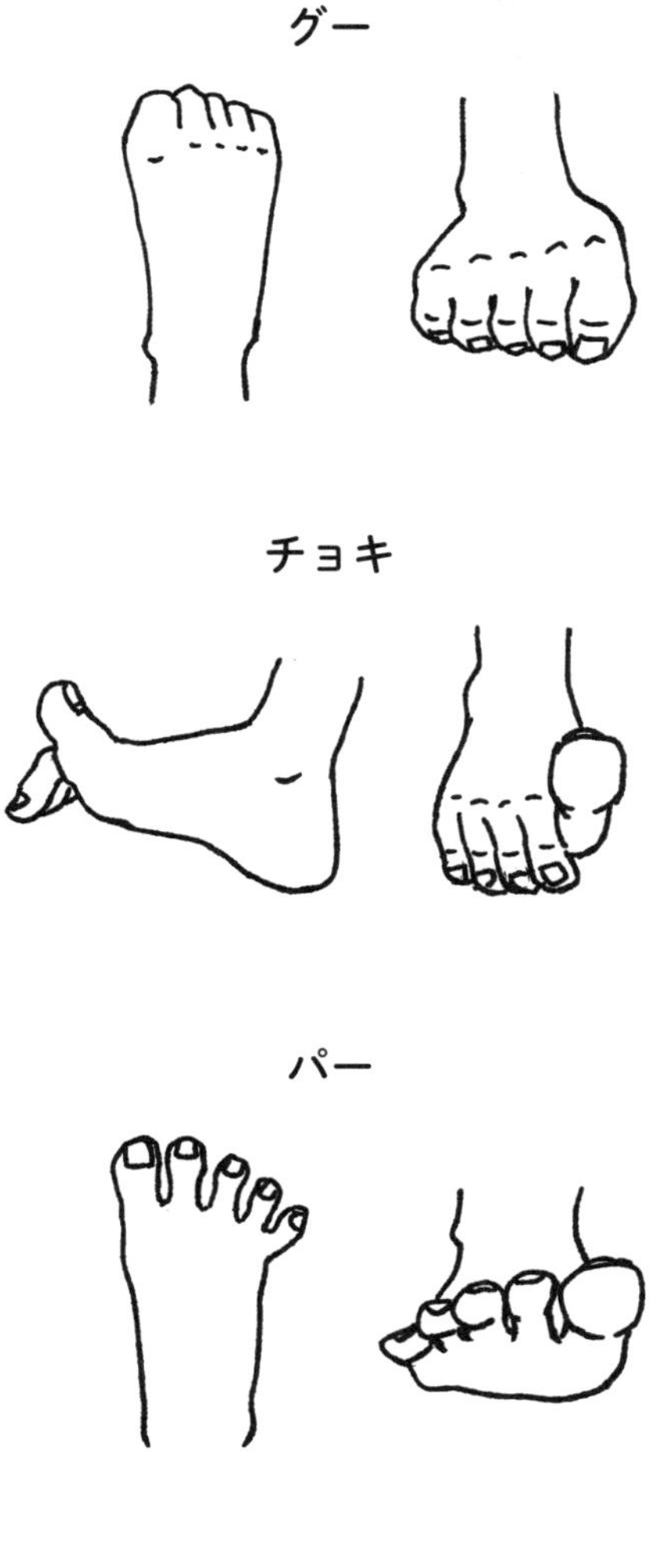

家族や友達と
遊びながら
やっても楽しい

グー・チョキ・パーで1セットです。**やればやるほど効果はありますが、目安として、1日に3セットを目指しましょう。**

足のつりやすい人は、無理なくやりましょう。お水を飲むと、足がつるのを少し防ぐことができます。

お尻の筋肉を鍛える体操2種

太ももの筋肉は、しなやかで、しっかりしていることが大切です。

足のアーチが崩れたとしても、下腹部や太ももの筋肉がしっかりしていれば、足の歪《ゆが》みを多少なりともカバーすることができます。

ですから、下腹部、お尻、太ももの筋肉を鍛えましょう。

それだけで、歩くのが楽になるはずです。

そのために効果的なのは「ゆるスクワット」や「前方お尻落とし」です。どちらも骨盤を水平に保つ効果もあります。

足の疲れ対策1「ゆるスクワット」

脚の筋肉が鍛えられるので、疲労が防げます。

疲労が防げれば、足のトラブル全般に効果があると思っていいでしょう。

①腰に手を当て、足を肩幅に広げて立ちます。肩の力は抜きます。

②椅子に座るようなイメージでお尻を引きながら、5秒ぐらいかけて軽く膝を曲げます。

③腰をできるところまで落としきったら、5秒ぐらいかけて①の姿勢に戻ります。

・膝がつま先よりも前に出てはいけません。
・猫背になったり、前かがみになったりしないようにします。
・呼吸を止めてはいけません。

できれば、毎日10セットやりましょう。

ゆるスクワット

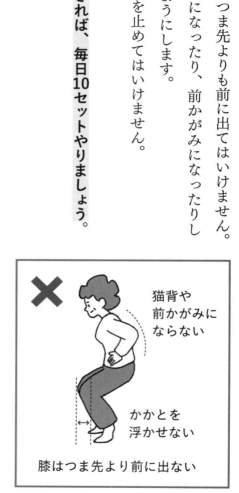

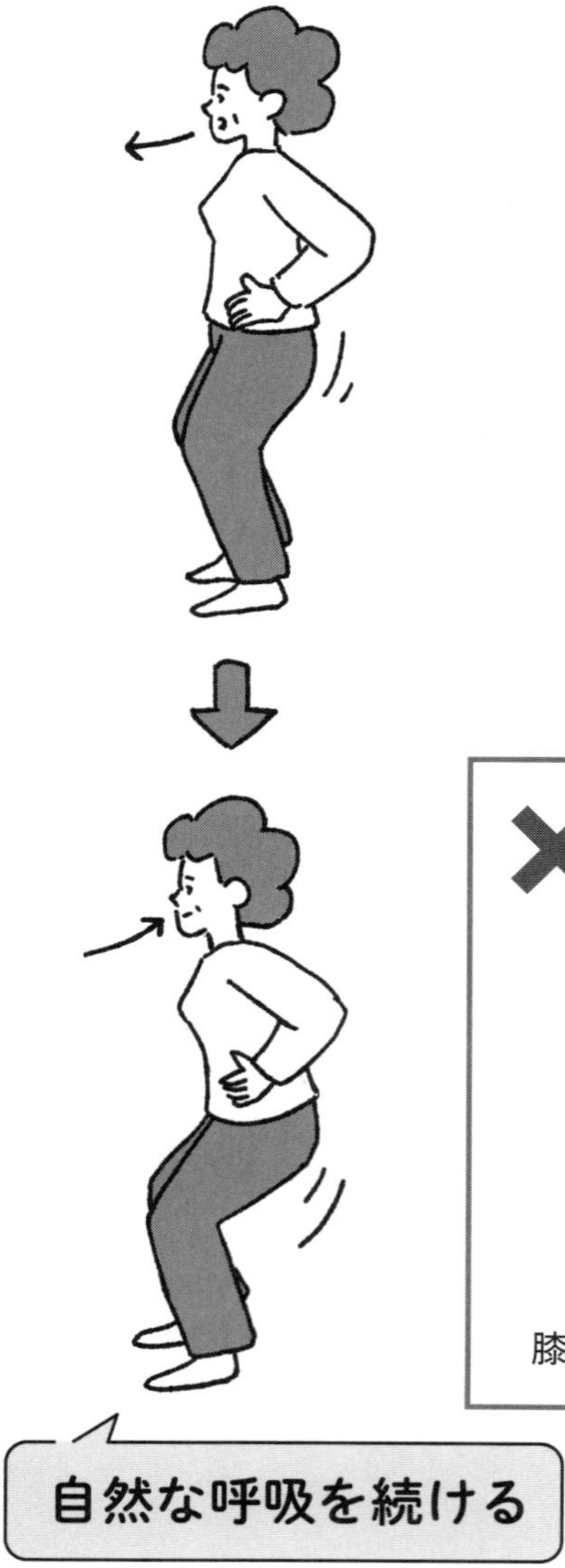
自然な呼吸を続ける

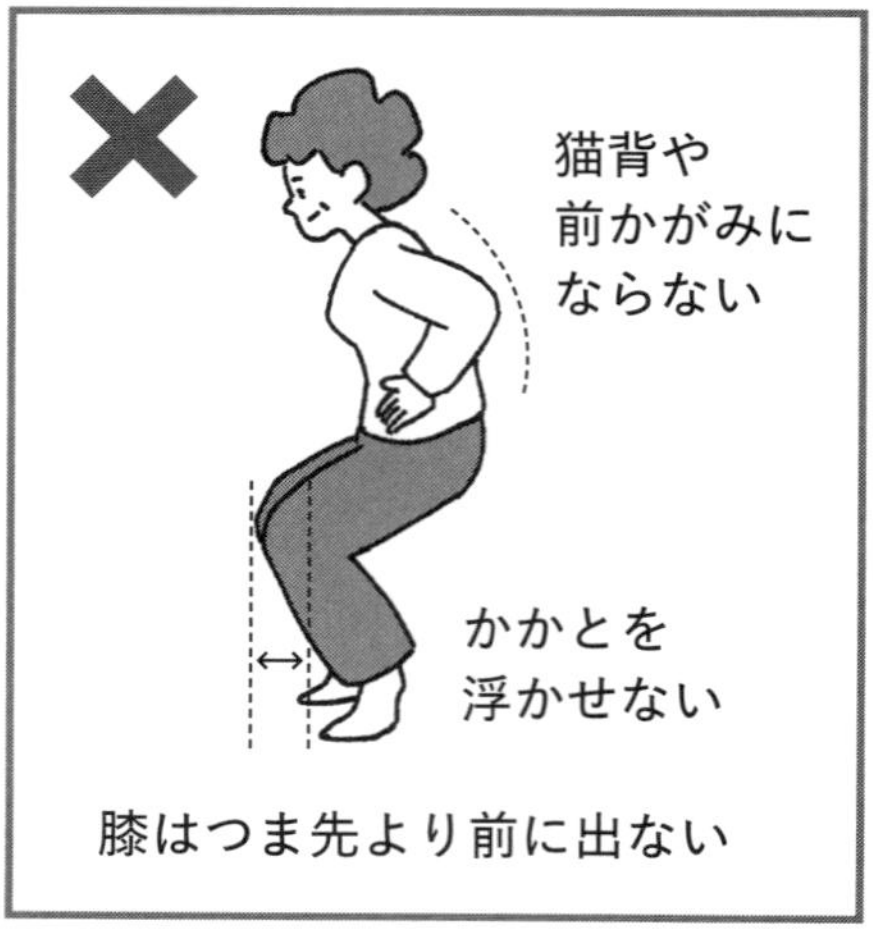
猫背や
前かがみに
ならない
かかとを
浮かせない
膝はつま先より前に出ない

深く腰を落とせなくてもだいじょうぶ。少しでも、できるところまで落としましょう。それだけでも効果はあります。

できる人は、太ももが地面と平行になるまでしゃがむほうが、より効果的です。ですが、「無理だ！」「つらい！」と少しでも思ったら、この〝ゆる〟バージョンでかまいません。

とにかく、続けることを優先しましょう。

そうすれば必ず脚の筋肉は鍛えられます。

足の疲れ対策2「前方お尻落とし」

股関節《こかんせつ》や膝が柔軟に動けば、足や脚の疲労が防げます。

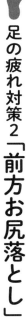

疲労が防げれば、足のトラブル全般に効果があります。特に足が疲れやすい人には、この体操がおすすめです。

①脚を肩幅に開いて真っすぐに立ちます。

②片脚《かたあし》を大きく前に一歩踏み出します。前膝を曲げて、前脚《まえあし》に体重をかけるようにします。

・できるだけ直角に近くなるまで膝を曲げます。
・上半身が少し前かがみになってもかまいませんが、左右に揺れないようにがんばりましょう。
・ふらつくようであれば、歩幅を少し狭めてください。
・膝に痛みがあるときには、無理をしてはいけません。

③前脚を使って立ち上がり、初めの位置に戻ります。

前方お尻落とし

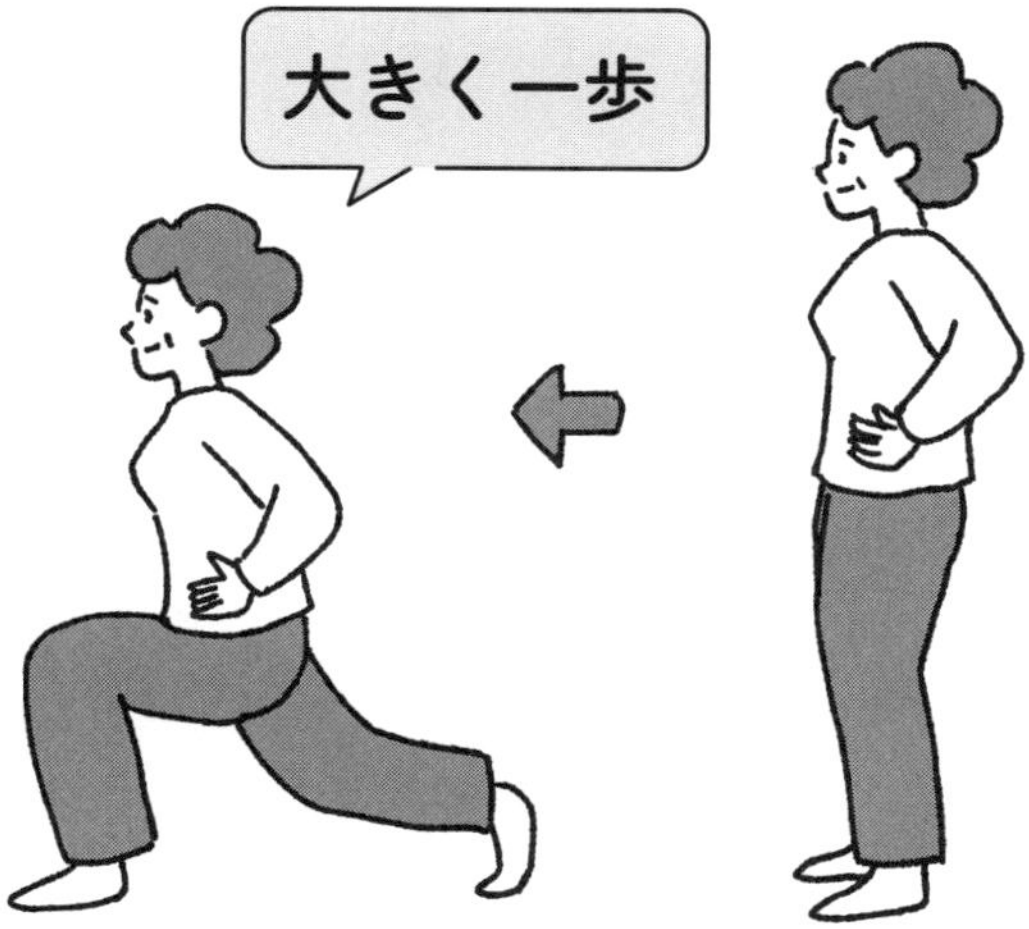

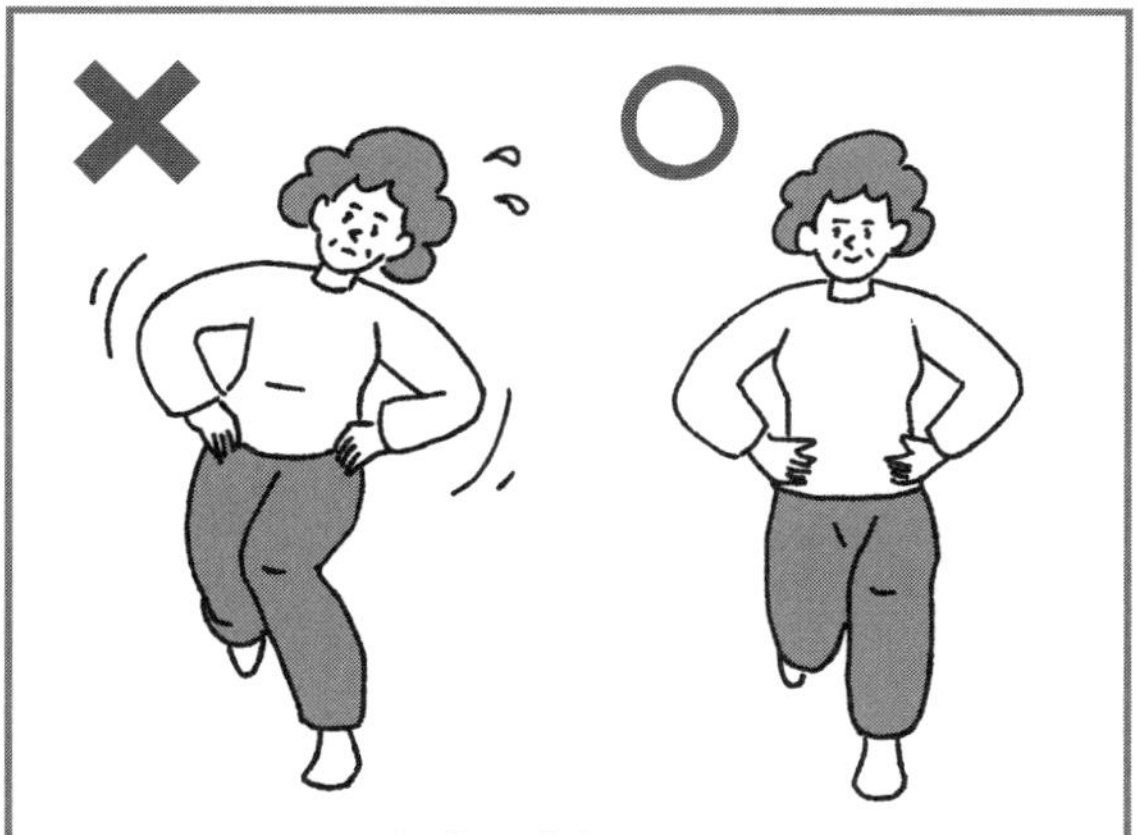

左右に揺れない

おつかれさまでした！　これは「ランジ」「ランジスクワット」などとも呼ばれる、効果的な体操です。

できれば、毎日10セットやりましょう。

ですが、キツイと思ったら1回でもかまいません。少しでも筋肉を使えば、それだけ鍛えられ、少しずつ強くなっていきます。あきらめずに続けましょう。

セルフケア用「便利グッズ」を使っても楽しい

本書のストレッチや体操に、道具は不要です。でも、足を鍛えるための便利グッズも、世の中にはたくさんあります。そういうものを利用するセルフケアもいいでしょう。

足首の硬い人には「ストレッチボード」

「ストレッチボード」というのは傾斜のついた台で、使い方はその上に立つだけです。全体重をかけて足首を伸ばすことができます。自分の足首の硬さに合わせて傾斜を調整できる商品もあるので試してみるといいでしょう。

足首の硬い人は、ストレッチボードに乗るだけで、柔らかくすることができます。また、ふくらはぎ、太ももの裏、お尻などのストレッチになります。後ろに倒れてしまわないように、壁際で、背中を壁につけて乗るようにしてください。

上半身から治す「イボイボポール」「ストレッチローラー」

足のトラブルを治すのに、下半身ではなく上半身からアプローチすることもできます。

扁平足の人はたいてい背中が丸まっていきます。背骨を伸ばすことで、お尻や太ももの筋肉を通して、ふくらはぎの筋肉の硬さをほぐすことができます。

そのために使えるのが、「イボイボポール」や「ストレッチローラー」などと呼ばれる道具です。上にベターっと寝て体を揺らすだけで、全身が伸びます。イボイボがついているタイプはあちこちが刺激されて気持ちいいでしょう。

　このような道具の上に寝ると、全身の筋膜《きんまく》が解きほぐされ、筋肉が柔らかくなり、関節の可動域が広がります。背骨が伸びて姿勢もよくなります。

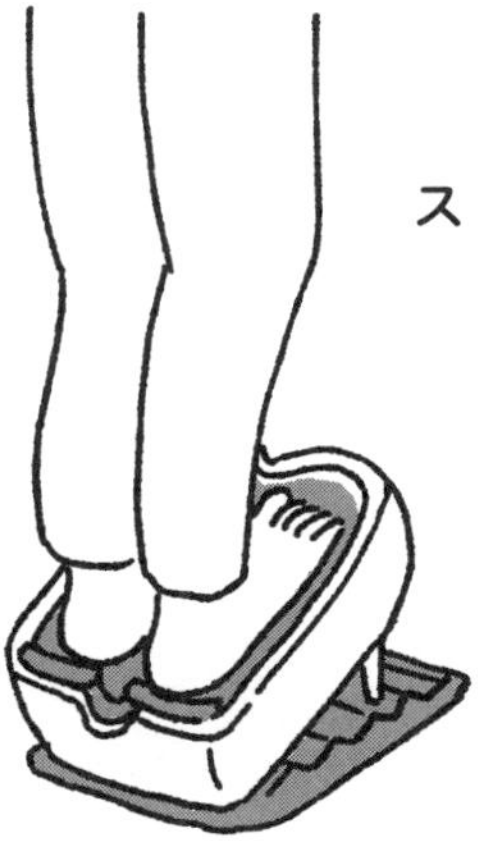

ストレッチボード

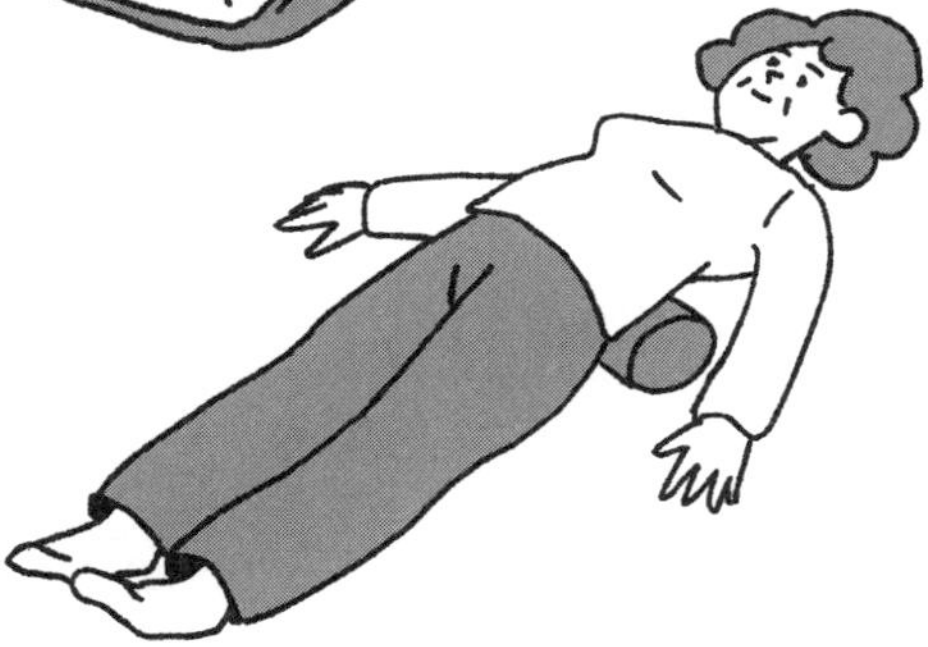

ストレッチローラー

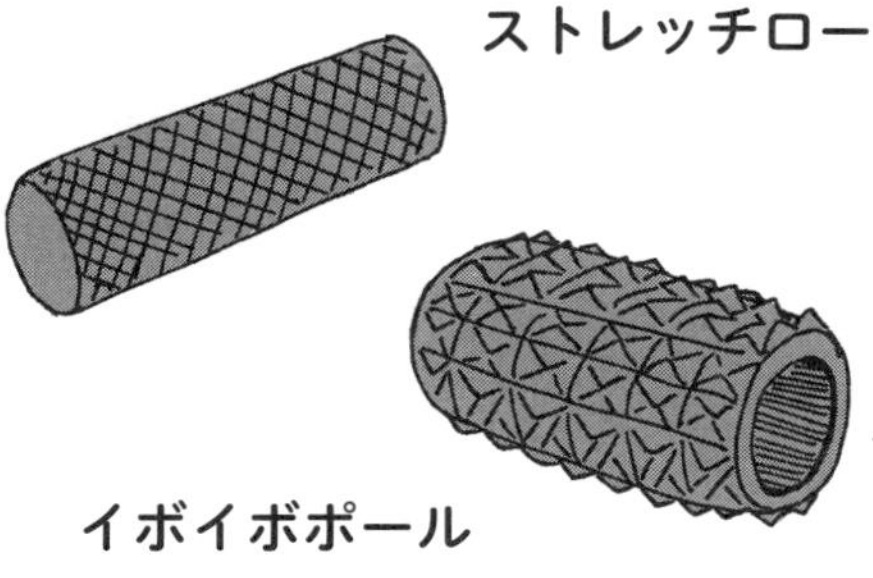

イボイボポール

突然の悲鳴⁉　緊急事態への対処法

足の痛みやしびれは、突然起こることがあります。また、この本を手に取ってくれた方のなかには、「急に痛みを感じて、なんとかしたい」という思いの方もいらっしゃるかと思います。

ここでは、そのような緊急事態に見舞われたときの対処法を挙げていきます。知っておけば、つらさが緩和されるでしょう。

同時に、2章と、この章で紹介したセルフケアを続けると再発を予防できます。

なお、対処法の一つとして「テーピング」という方法もあります。テーピングに使うのは、幅が広くて伸縮性のある専用のタイプがおすすめです。「テーピング用テープ」として、ドラッグストアなどでも扱っています。

「かかとが痛い！」

このような症状は、足底腱膜炎である可能性が濃厚です。

クッション性のあるパッドか何かを靴のかかとに入れて、かかとがつま先よりも5ミリぐらい高くなるように調整してください。

かかとを包むようにテープを巻いても（テーピング）、かかとへの衝撃を和らげることができます。効果的な巻き方は次のとおりです。

①1本目のテープを足の小指の外側から足の裏まで、斜めに、かかとのほうへ向かって引っ張ります。

②そのままかかとの後ろを巻き込んで、親指のほうに向かって引っ張り、母趾球の下を通してテープをカット。足の甲で留めます。

③2本目のテープを土踏《つちふ》まずのかかと寄りに、外側から内側に、アーチを引き上げるように引っ張りながら貼ります。テープをカットして、足の甲で留めます。

「指の出っ張りが痛い！」

「外反母趾」で出っ張った親指や、「内反小趾」で出っ張った小指が、靴の中ですれて、痛む場合があります。

いったん靴を脱いで、つま先の靴紐を少し緩めてください。

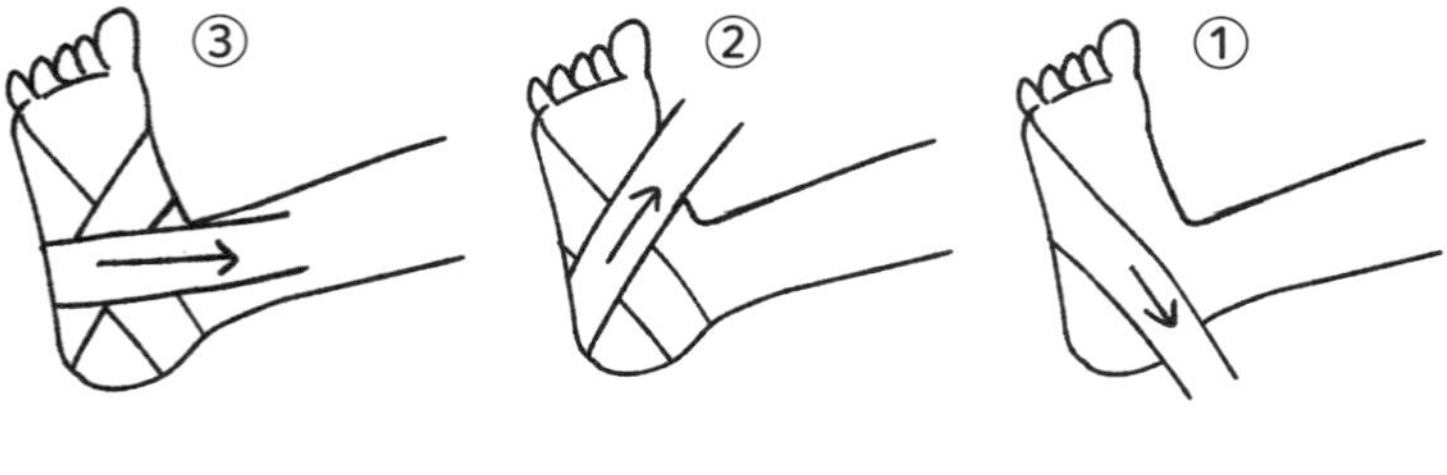

かかとをしっかりフィットさせて靴をはいてから、紐を締め直します。

足首に近い紐をしっかり締めることで、つま先への圧迫を軽減することができます。

テーピングで横アーチを補正すると、より効果的です。**下の図のように、1周ぐるっと巻くだけです。**土踏まずの上のほうに巻きますが、テープが親指や小指の付け根の関節にかかると痛いので、それよりは手前側で巻いてください。

巻くときに多少の「きつさ」は必要ですが、きつく締めすぎるのはよくありません。足に体重をかけたときにアーチが緩まず、逆に圧迫感で痛くなるからです。

軽く圧迫される程度（締めつけない程度）になるように、テープを軽く引っ張りながら貼りましょう。テーピングをしても痛みが解消しなければ少しきつくする、

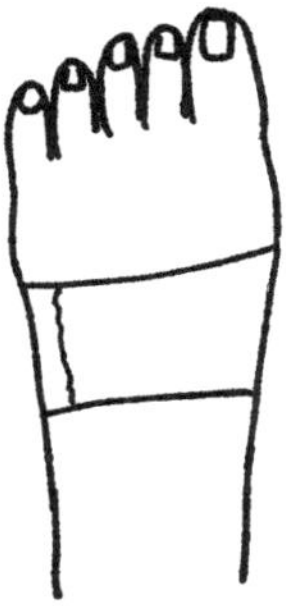

土踏まずの上のほう（つま先寄り）に、アーチを引き上げるつもりで巻く

逆に圧迫感で痛くなるようなら少し緩めるなど、調整してみてください。

　このテーピング法は簡単ですが、以下の症状にも効果的です。

「足裏の骨の出っ張りが痛い！」

　足裏の骨の出っ張りが痛む場合があります。タコなどができている場合で、その痛みは「中足骨骨頭部痛《ちゅうそくこっこっとうぶつう》」と呼ばれます。

　不要なインソールなどを用意してください。**痛むところに相当する部分を切り抜いて、既存のインソールに二重に重ねて、靴に装着します。**

　また、横アーチにテーピングをすれば、痛みのあるところをサポートできます。巻き方は「指の出っ張りが痛い！」でお伝えしたものと同じです。

　家に帰ったら、2章の「ふくらはぎ伸ばし」や、この章で紹介した足指の筋トレなどをしっかりやって、柔軟性を高めてください。

「ふくらはぎが痛い！」

ふくらはぎが痛むのは、ふくらはぎが過度に疲れているからです。

2章の「ふくらはぎ伸ばし」をゆっくりやって、筋肉を緩めましょう。これは予防にもなり、また緊急時の対策にもなるので、ぜひ習慣にしてください。

また、日頃から足底が硬めの靴を選べば、蹴り出しの負荷を減らすことができます。

「アキレス腱が痛い！」

「アキレス腱炎」などである可能性があります。

かかとの高さを5ミリ上げるようにインソールなどで調整すれば、楽になるで

しょう。

「足の甲から親指がしびれる！」

足の甲から親指にかけて、しびれが出ることがあります。靴を脱いで楽になる症状であれば、靴で神経が圧迫されている可能性が高いでしょう。

靴紐のある場合は靴紐を締め直し、足の甲が靴のタン（足の甲を覆う靴のパーツ）に圧迫されないように調整してください。

大きくて丸い靴紐で、その紐が当たって痛い場合には、痛い部分の穴を飛ばして紐を通し直すのも効果的です。緩く締め直すのではなく、部分的に当たるところだけを避けるように調整します。

靴紐のない靴の場合は、サイズが合っていない可能性があります。つらい思いを繰り返したくなければ、靴を選び直すことも考えてみてください。

「中指から薬指のつま先がしびれる！」

人さし指から薬指にかけて、足先がしびれる場合、「モートン神経腫《しんけんしゅ》」などの可能性があります。**外出先ではかかとを合わせて靴をはき直し、つま先部分のスペースを確保してください。**事前の対策としては、テーピングで横アーチを持ち上げ、アーチを補正するといいでしょう（１１９ページ）。

以上は、あくまでも緊急事態への対処法です。

基本的には、足に痛みやしびれがあれば、医療機関（整形外科）を受診してください。

ご自身で原因を判断するのは控えたほうがいいでしょう。

「痛いわけじゃないけど……」日頃の悩みの対処法

緊急事態ではないものの、よくある足の悩みへの対処法も少し記しておきます。

「足が疲れやすくてつらい！」

痛みはないものの、足が疲れてつらい、という方もいます。そういう症状は、深刻なトラブルというほどではなく、使いすぎの可能性が高いです。けれども、悪化すれば「足底腱膜炎」になる可能性がないわけではありません。

いつも、歩いていると疲れてつらいと感じるのであれば、靴の紐が足にフィットするように締め直してください。足底が硬めの靴を選べば、サポート力を強化することができます。また、横アーチを矯正《きょうせい》するテーピング（119ページ）をすれば、蹴り出しやすくなり、疲れを防げます。

「ペタペタ歩きになってしまう！」

「ペタペタ歩き」というのは、足音が目立ち、体全体の動きが不安定になった歩き方です。はた目には、まるでペンギンのような、ぎこちない印象があります。

どうして「ペタペタ歩き」になってしまうのでしょう？　ペタペタ歩きのほとんどは、足の構造や筋力に問題があることに起因します。

まず、扁平足による足の柔らかさ。足のアーチが低いせいで、着地の際に足全体が地面にベタッと接触してしまいます。そのために衝撃の吸収や足の推進力が十分に発揮されず、効率的に歩くことができなくなります。

次に、足の柔らかさによる不安定性。足が柔らかくて安定性に欠けるので、上半身がふらつきやすくなります。この不安定さを補うために歩幅が狭くなり、歩行全体のバランスが崩れます。

そして、蹴り出す力の不足。足の筋力が落ちているので、強く地面を蹴り出すことができません。その結果、歩幅がさらに縮まり、足を持ち上げる動作が不十分になります。

では、ペタペタ歩きを改善する方法をお伝えします。2章の「ふくらはぎ伸ばし」のほかに、足の構造や筋力を強化するトレーニングが必要です。

●足の指の体操

足の安定性を向上させます。例えば、「タオルつかみ」(94ページ)や、足の指でグーとパーを繰り返す動きが効果的です。

●足のアーチを強化する体操

「足裏アーチ運動」（97ページ）など、足底のアーチを支える筋肉を鍛えれば、足の剛性が高まります。

●かかと上げ体操

つま先を前に向けて、両足を平行にして、かかとを上下させてください。この動作を繰り返すことで、ふくらはぎの筋力を強化し、地面を蹴り出す力を改善します。足の推進力を高めて、歩幅を広くすることにもつながります。

体操は毎日するのが理想的です。**10〜15回を1セットとして、毎日3セットやりましょう**。時間帯などは問いません。全部やるのは大変だという方は、「ふくらはぎ伸ばし」と、足の指の体操だけでもやってみてください。

4章

ちゃんと知っておきたい〝足〟のこと

トラブルの種類は多いけれど、原因はほぼ一つ！

一人でいくつもの足の悩みを同時に抱えている方もいます。

あれもこれもとたくさんのトラブルがあるように思えますが、原因は一つ。扁平足《へんぺいそく》です。

この章では、扁平足の何が問題なのか、なぜ扁平足になるのかを改めて解説します。そのメカニズムを理解していれば、あなたも足のトラブルに適切に対処することができるでしょう。

ちゃんと歩いている足の動き

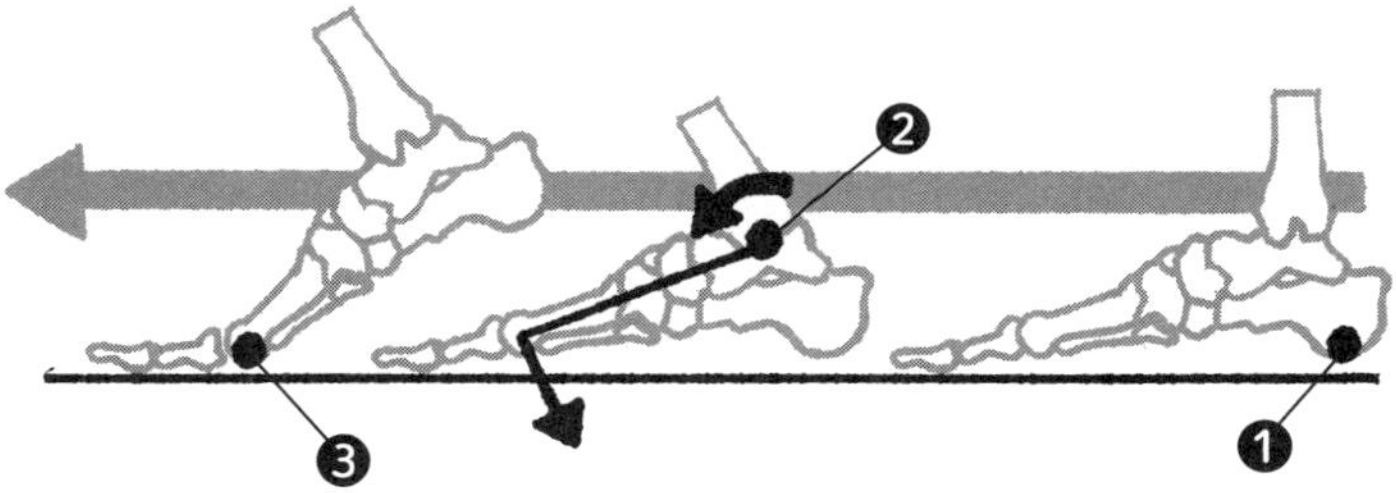

①まず、かかとで着地して、かかとを転がす　②次に、足首を転がす　③最後に、足指の付け根を転がす　この一連の動作がうまくいって、初めて「ちゃんと歩く」ことになる

足首が硬い人の歩き方

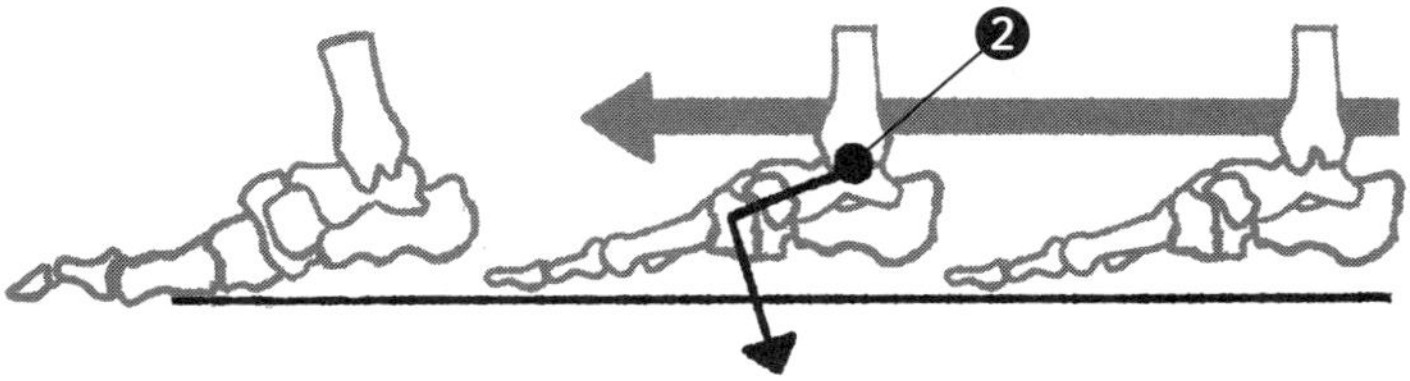

②で足首が曲がらないとアーチに大きな力がかかり、アーチがつぶれて扁平足が悪化する。その結果、足にさまざまなトラブルや症状が出る

そもそも「ちゃんと歩く」ことができていない？

足にトラブルを抱えている人は、「ちゃんと歩く」ことができていないはずです。痛みを和らげるために、不自然な動き方を無意識のうちにしているからです。

ちゃんと歩けている人は、かかとが地面についたあと、足首がしなやかに前に倒れるように動き、指の付け根で地面を蹴って前に進んでいます。そのときの足は、慣性の力を使って、体が効率よく前に進もうとすることを助けています。ですから、その慣性の力を邪魔しないことが大切です。

ところが足にトラブルがあると、慣性の力を上手に受け流すことができません。

もしも、あなたの足首の筋肉が柔らかければ、あなたの足は比較的いい形のまま地面を蹴ることができます。

ところが足首が硬いと、かかとが地面についても足首は後ろの筋肉に引っ張られてしまい、足首が前に倒れません。**足首が前に倒れない状態で前に進もうとすると、足の骨格はつぶれたような形になり、地面を蹴る指の付け根に大きな負担がかかります。**

足首が硬いというのは、「ふくらはぎの〝筋肉〟が硬い」ということです。

足首の関節の動きが悪い場合もないわけではありませんが、それは例外的で、ほとんどは筋肉が硬いのです。

一歩一歩がこの繰り返しになるので、足首が硬い人は扁平足も進行してしまうのです。

扁平足の人は、歩くときに地面を蹴る力が足りません。アーチの骨が崩れてきて広がり、いろいろなひずみを生むことになります。

年齢とともに足は変わっていく

幼児はほぼ例外なく扁平足です。ついでに言えば、ほとんどの幼児はO脚《オーきゃく》で、足の爪《つめ》が反《そ》っています。

学童期になると扁平足ではなくなり、徐々に足のアーチが形成されていきます。足の形や強さは、小学生の頃に決まります。遺伝がおもな要素ですが、靴の選び方をはじめとして生活も影響します。

思春期になると、足のトラブルが増えます。学校指定の靴が合わなかったり、体重が増える時期に部活動で足に負担がかかったりして、アーチが崩れて外反母《がいはんぼ》趾《し》や巻き爪《づめ》になることもあります。

社会人になると、慣れない革靴やパンプスをはくことで、足にトラブルを抱え

る人が急増します。立ちっぱなしの仕事に就いた人は、足への負担がかなり大きくなります。

また、153ページで述べますが、女性は出産前後にホルモンの影響で足のトラブルが急増します。

40代は社会的には働き盛りですが、生物学的には初老期で、筋力や骨密度が低下する年代です。そのため、崩れたアーチが加速度的に悪化していき、さまざまな足のトラブルを発症します。

60代はすでに、生物としては老年期です。足が変形したせいで、もはや正常に歩けなくなる人もいます。無理に歩くと、より不健康になるのが悩ましいところです。体幹の筋力が落ち、足の関節の動く範囲が狭くなり、そのために転びやすくなります。

つまり、社会的にも生物学的にも、歳をとればとるほど足のトラブルは増えていくということです。

また、股関節《こかんせつ》の柔軟性も、歳とともに失われていきます。柔らかかった股関節が徐々に硬くなっていくと、脚《あし》の動きが悪くなり、そこで生じる負荷を膝《ひざ》で受け止めきれなくなる時がきます。

扁平足のせいで足の骨が内側に回転しながら崩れていくとき、スネの骨も内側に回転しようとします。けれども膝は一方向にしか曲がりません。**股関節が硬いと、ねじれた力を膝がダイレクトに受け止めることになってしまい、そのせいで膝に痛みが出るのです。**

ですから、歳をとればとるほど、足首と股関節を柔らかく、筋肉を強くするためのセルフケアが必要なのです。

今が何歳でもいいのです。今が、これからの人生で最も若い時なのですから、どうか今日からセルフケアを始めてください。

「扁平足」に悩んでクリニックに来る人はいないけれど……

足首が硬くてちゃんと歩けていない人、足に痛みを抱えている人……。そのベースにあるのが〝扁平足〟です。けれども、ほとんどの人はそれをわかっていません。

誰でも、どこかが痛んだら、そこを手当てしようとします。

けれども足は、悪いところが痛むのではなく、悪いところをかばったところが痛くなるのです。

痛いところを手当てしても意味がないのに、痛みの原因を認識していないために、対策も間違っている人がとても多いのです。

足の悩みを抱えていても適切な対策がとれないのは、足の構造を知らないからだともいえます。

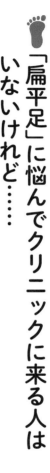

私のクリニックに「扁平足で困っています」「扁平足を治したいんです」と言って来られる方はいません。「外反母趾で……」「足裏が痛くて……」「ウオノメが治らなくて」といろいろな訴えで来られます。でも、どれもその原因は一つ。扁平足です。

トラブルのほとんどは、扁平足の二次的な症状です。

ですから扁平足でなくなれば、足のトラブルはなくなるのですが……、残念ながら扁平足そのものを解消することはできません。

人の足は、片足だけで28個もの骨で構成されています。両足で56個です。全身の骨の数は206個ぐらいですから、足首から先の骨だけで全身の骨の約4分の1を占めていることになります。

正常な足は、28個の骨と骨が関節面できれいに組み合わさって、複雑で美しい

立体パズルのようになっています。多くの骨が組み合わさっているので、歩いたり走ったり跳んだりするときに組み方が微妙に変わります。

骨格にたわみが生まれることで、歩いたり走ったり跳んだりするときの衝撃を吸収しています。

ところが28個ものピースで形成されたパズルですから、不安定でもあります。パーツが多いほど故障しやすいのは、精密機械と同じです。

骨同士は靱帯《じんたい》（骨と骨をつなぐ組織）でつなぎとめられ、さらに周囲に筋肉がついているので、腱（骨と筋肉をつなぐ組織）によっても支えられています。

ところが、その靱帯や腱などが弱ければ、不安定な

正常な足の骨格

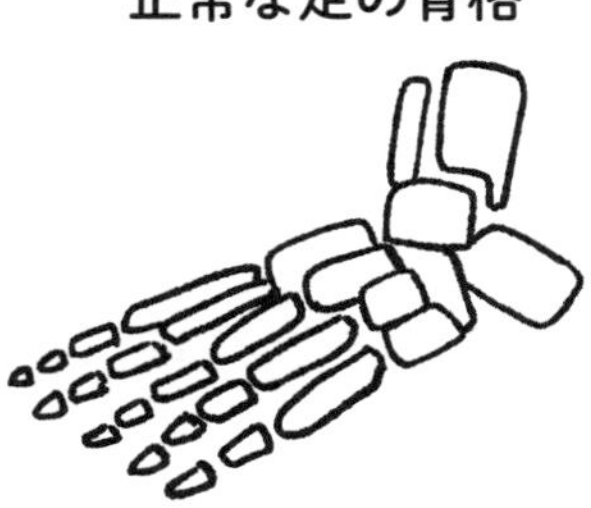

崩れた足の骨格

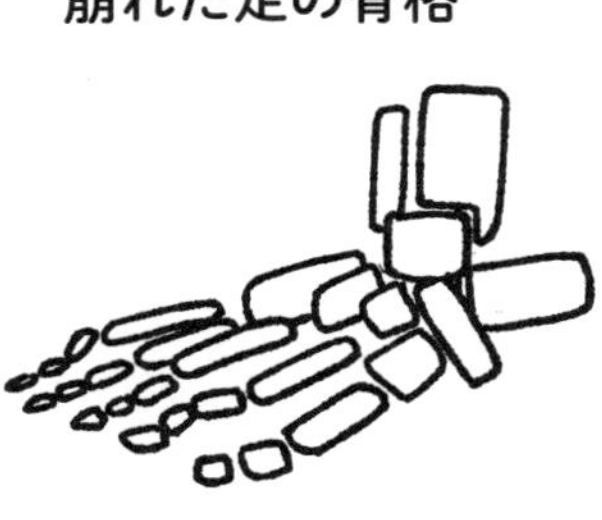

骨パズルはどんどん崩れていきます。

扁平足というのは、足の骨格が崩れて歪《ゆが》んでしまった症状です。

いったい、なぜ骨格が崩れて歪んでしまったのでしょうか。靴のせい？　生活習慣？　まさか食べ物……？　どれも違います。あなたのせいではありません。

そもそもの骨格構造が弱いのです。

骨格の構造は生まれつきのもので、親から子へそのまま遺伝する性質です。そして親から受け継いだ骨格構造が弱いと、足裏のアーチが落ちやすかったり、関節が外れないように支えている靭帯が伸びやすかったりするので、扁平足になってしまうのです。

そして、たいていの日本人は扁平足です。

ロボットはみんな扁平足!?

誰でも生まれたときには扁平足です。立って歩くようになると少しずつ土踏《つちふ》まずが盛り上がってきて、小学校の高学年でアーチ構造が生まれ、その人の足の形は決まります。

本来の足の骨は、美しい半円アーチと三角アーチで構成されています。**前から見るとアーチで、横から見ると三角形で、しっかりした作りです**。このアーチと三角形が、あなたの体重を支えているのです。

足の２つのアーチ

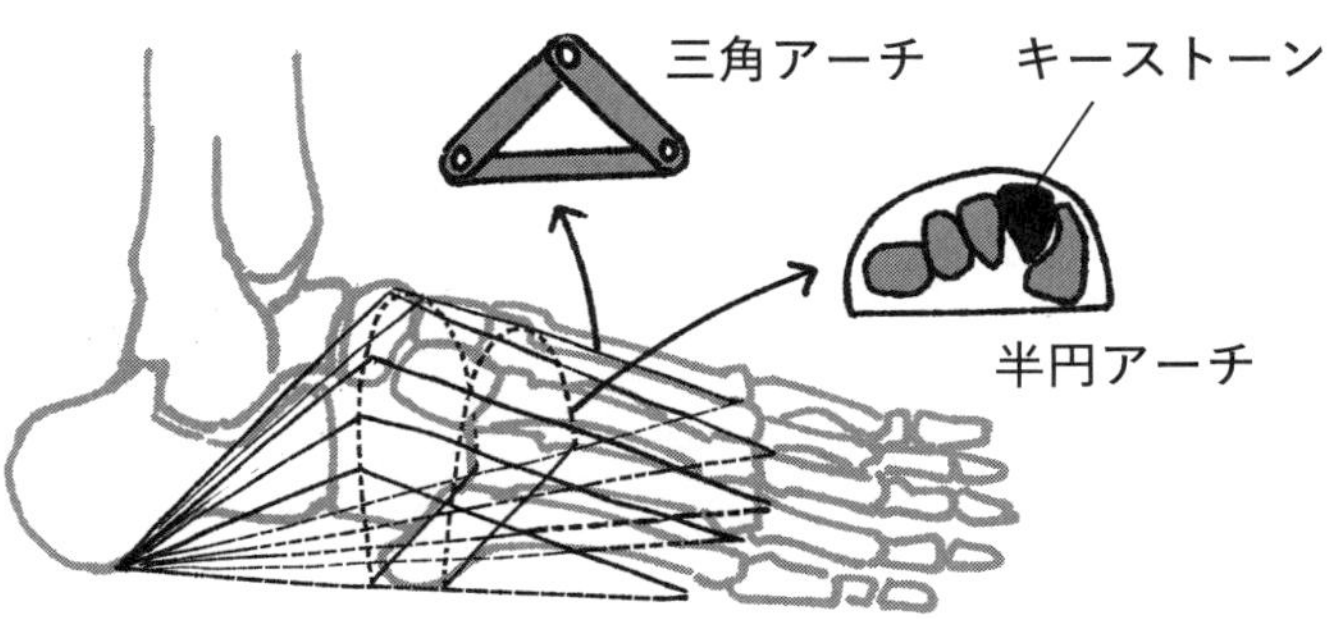

ところで、みなさんは世界各地にある石造りのアーチ橋をテレビなどでもご覧になったことがあると思います。アーチは左右対称で、頂点に「キーストーン」がクサビとして配置されています。キーストーンの位置はアーチの真ん中で、これがあるので橋は安定しています。

ところが、足のアーチはそれとは違います。**足のアーチのキーストーンは、真ん中の中指ではなく、人さし指なのです。**

理想的な足のアーチであれば、最も高くなっているのは人さし指の付け根のところです。体重や歩くときの負荷を最も受け止めてい

石橋で見られるアーチ構造

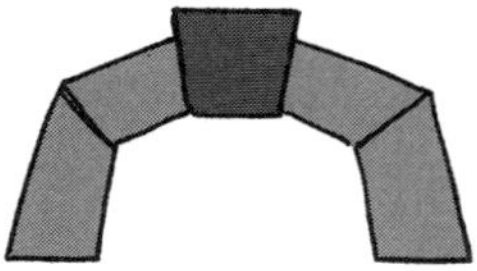

足のアーチ構造

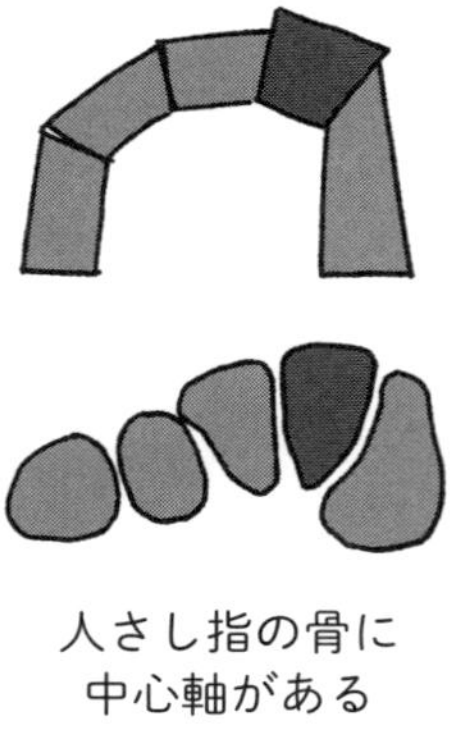

人さし指の骨に中心軸がある

るのも、中指ではなく人さし指なのです。**中心からずれたところにキーストーン（中心軸）があるので、頑丈な石橋とは違って、足には少し〝たわみ（あそび）〟ができます**。骨格構造が少し緩んだ状態です。このたわみは衝撃や揺れを吸収するものなので、とても大切です。

足は合計で56個もの骨で構成されたパズルのようなものですが、立っているとき、歩くために蹴り出したとき、着地したときで、アーチの形や強度が違います。**蹴り出すときには強さが必要ですから、骨同士が強く組み合わさっています**。たとえていえば、固く絞ったぬれぞうきんのようなものです。**逆に、着地するときには衝撃を吸収する必要があるので、骨同士の組み合わせは緩くなっています**。まるで絞っていないずぶぬれのぞうきんのようです。これが人間の足なのです。

ロボットの足裏を見たことはないのですが、おそらくロボットの足の中心軸は真ん中に設計されていることでしょう。石橋と同じで、そのほうが安定するからです。ですが、中心軸が真ん中にあることで〝たわみ〟が生まれず、着地したときの衝撃を足ではなく膝で吸収しているはずです。

ロボットの歩き方を思い出してください。あの特徴的な歩き方は、着地したときの衝撃を足が吸収していないからです。

もしも人間がロボットと同じように、着地の衝撃を足で吸収できなければどうなるでしょうか。衝撃が膝や股関節を直撃し、変形性膝関節症や腰痛などの引き金になってしまうでしょう。

ですから、足の〝たわみ〟はとても大事なのです。

ところが骨格構造が弱すぎると、〝たわみ〟を通り越して〝歪《ゆが》み〟となり、さらに〝崩れ〟になってしまうのです。

たわみを出すための優れた構造が、骨の弱い人にはマイナスにもなってしまうということです。

ほとんどの日本人は扁平足

足のアーチや三角形が崩れたとき、28個の骨の形はどのようになると思いますか？　積み上げられていた骨が崩れたことで、前後左右に広がるでしょうか？　ところが、そうはならないのです。

足の底には3ミリぐらいの厚さの硬い扇状の組織があります。これが「足底腱《そくていけん》膜《まく》」です。足底腱膜は、座っているときには緩んでいますが、立ったり歩いたりしているときにはピーンと張っています。

脚のアーチはその足底腱膜にくっついているので、骨が崩れても前後には広がりません。

では、崩れていく骨は左右に広がっていくと思いますか？　それも違うのです。

足のキーストーンは人さし指なので、そこを中心軸とすると、足裏の面積は外側が広く、内側が狭くなります。

そうすると内側のほうが負荷に対して弱くなるため、どうしてもアーチは内側に傾きがちになります。

体重を支えているアーチが崩れるとき、体重が親指の付け根にのしかかりますが、前後に崩れることができない

アーチは崩れても、前後には広がらない

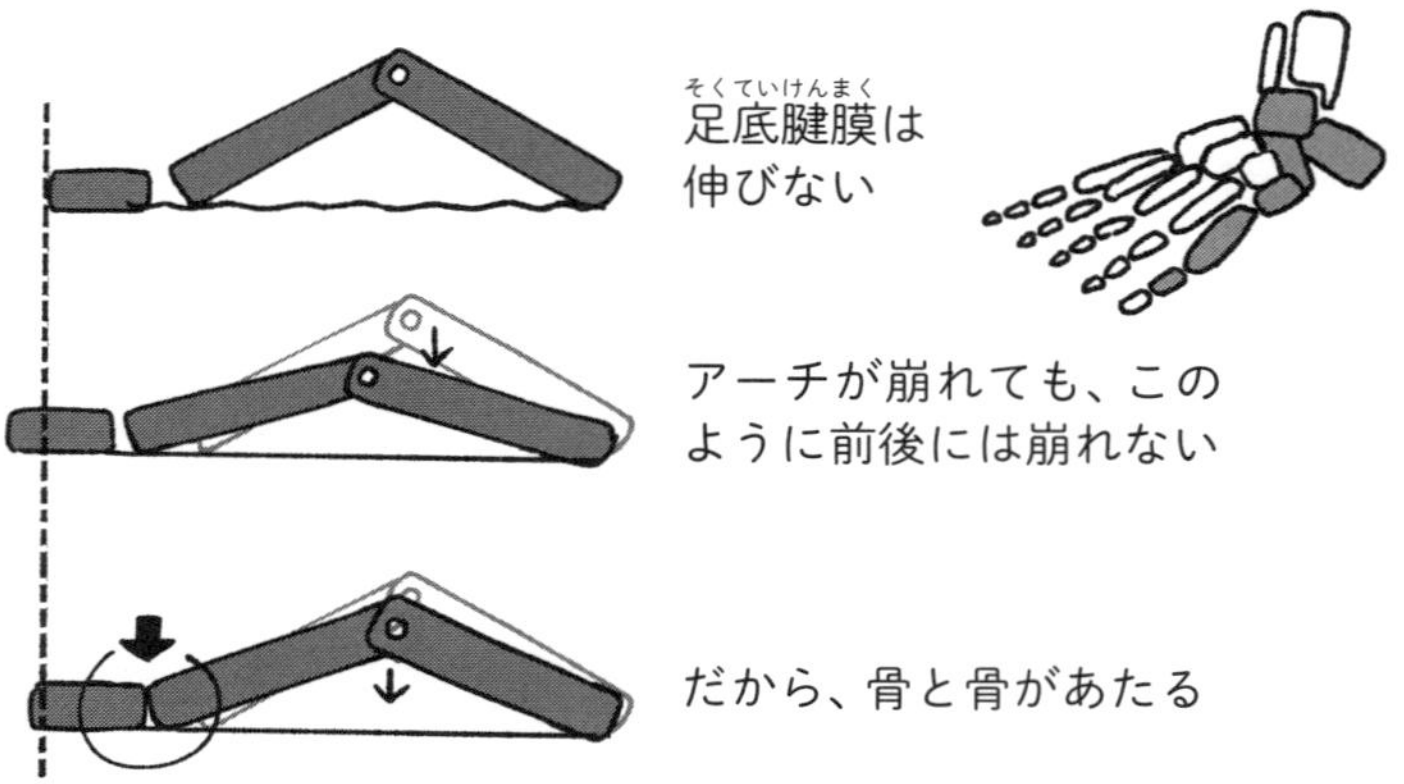
足底腱膜《そくていけんまく》は伸びない
アーチが崩れても、このように前後には崩れない
だから、骨と骨があたる

ため、耐えきれなくなった骨は体の内側に崩れていくことになります。骨と骨の間は隙間だらけになり、隙間だらけの骨は重力に負けやすく、ますます崩れていきます。それが扁平足になるメカニズムです。

扁平足の人は、足の骨が内側に崩れたまま、歪んだ形のまま、立っていることになるわけです。

私のクリニックにいらっしゃる人の約7割が、くるぶしの下にある骨が内側に倒れています。

つまり扁平足です。

約7割は扁平足ですが、約2割は「甲高《こうだか》」です。

甲高というのは、足のアーチが高く盛り上がった状態ですが、骨格構造が硬いために〝たわみ〟がほとんどありません。たわみがないので着地したときの衝撃を足が吸収できず、膝が痛くなりやすいのです。「靴が合わない」という悩みも聞きます。

歩くとき、扁平足の人はスリ足のようになり、甲高の人はゴツゴツした大きな足音を立てます。

扁平足も甲高も、生まれつきの骨格が原因なので治すことはできません。でも、セルフケアであなたの足の悩みは軽減できます。

足の骨格は硬すぎても柔らかすぎてもいけない

足の骨格は、形も強さも人によって違います。アーチの形や強さも人によって違い、関節がガチガチに硬い足とグニャグニャに柔らかい足があります。私はよく、前者をギュッと絞ったぞうきん、後者をずぶぬれのぞうきんにたとえます。それくらい違いがあるとイメージしてください。

形が良ければ構造が多少弱くても足はそれなりに機能しますが、形が悪くてグニャグニャの足では簡単に崩れてしまいます。


骨格構造が強くて形が良ければ、大きな力がかかっても骨格は崩れません（150ページの図の①）。

骨格構造が強くても、形が悪ければ体重が1カ所に集中するので、そこが痛んだりタコができやすかったりします（図の②）。

骨格構造が弱くても、形が良ければ、たとえ構造が歪んでも力が均一に分散されるので、ダメージは少なくてすみます（図の③）。

骨格構造が弱く、形も悪いと、中心軸である人さし指に負荷がかかって、指が浮いたり、痛みが出たり、タコができたりするのです（図の④）。

形がよく、骨格構造が強すぎず
弱すぎない足が想的

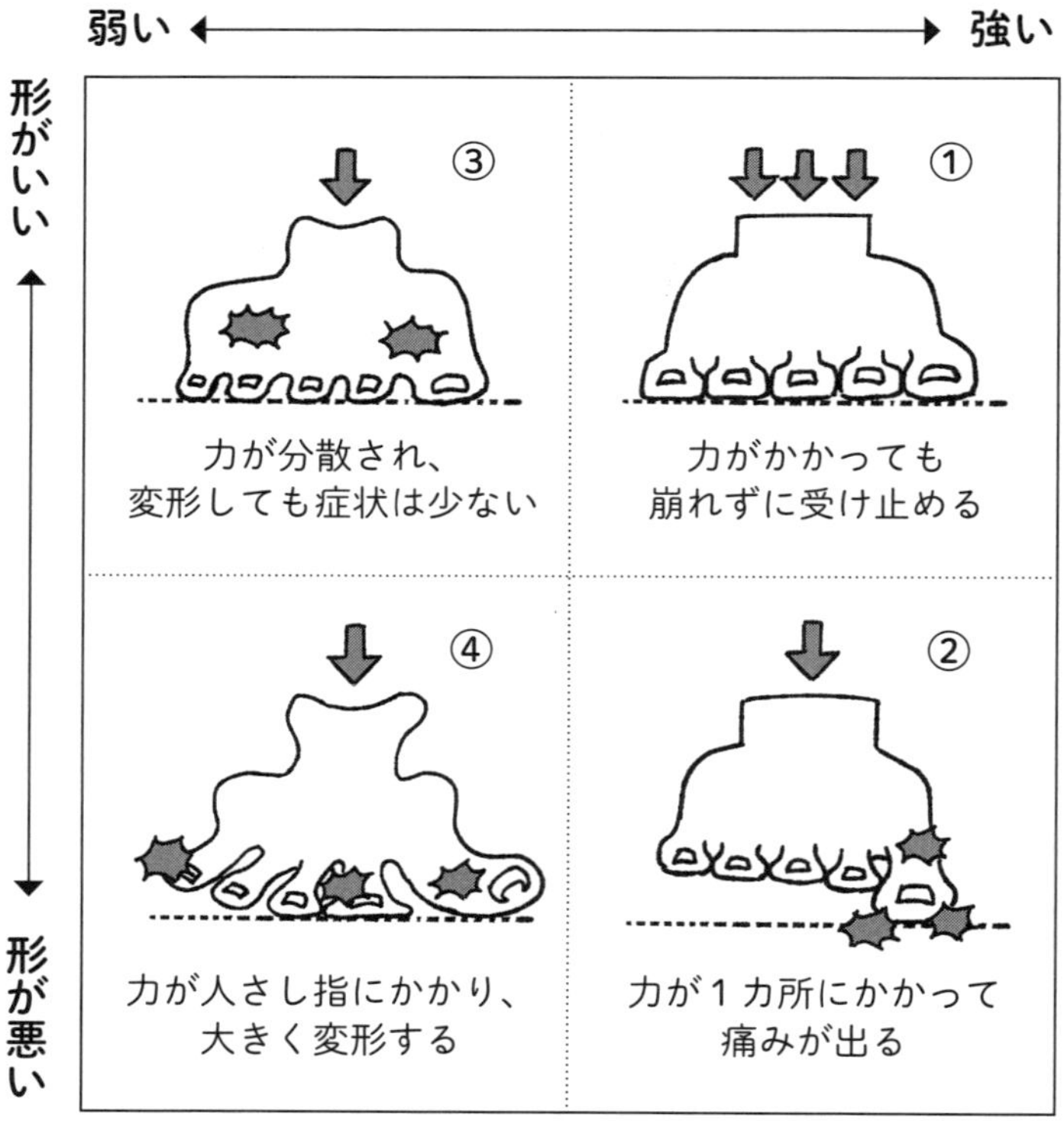

このように言うと、骨格構造は強く、形は良いほど理想的な足のように思えるかもしれません。でも、そうではないのです。骨格構造が強すぎるとたわみがなくなってしまうので、着地で形が崩れることはありませんが、その衝撃を吸収できないために痛みが出てきます。

足のアーチは硬すぎず、柔らかすぎず、が理想です。

骨の形を変えることはできないし、関節を支えている靭帯を強くすることもなかなかできません。

アーチの崩れを防ぐことはできませんが、筋肉を柔らかくしたり鍛えたりすることはセルフケアでできるので、自分の足の特徴を知って、ご自身で足を守ってください。

男女で異なる足の問題傾向

足には性差があります。もちろん傾向にすぎないので、全員に当てはまるわけではないのですが、知っておくことで自分の足の弱点をより深く理解することができると思います。

女性は男性よりも足の骨格が弱い

私のクリニックに来る方の4分の3は女性です。女性のほうが足のトラブルに見舞われる率が高いのです。

足は緻密な構造をしていて、骨をつなぎとめる靭帯や筋肉が多いことも特徴です。パーツが多いものが壊れやすいのは道理です。**さらに女性の足の靭帯や骨格構造は柔らかいので、アーチが男性よりも崩れやすいのです。**「外反母趾」が圧倒的に女性に多いのは、そのためです。もちろん男性でも足の骨格構造が弱い人はいて、そういう人は外反母趾になります。

さらに、女性が出産するときには、骨盤を緩める「リラキシン」というホルモンが分泌されます。このホルモンが足にも作用するので、足の靭帯も緩むことになり、その結果、足のアーチの形も変わります。

そのせいで、産後から足のトラブルを抱える女性が急増します。

さらに言えば、子育てに忙しい女性は自分の足にトラブルがあっても、そこに気を回す余裕が心理的にも時間的にも経済的にもなくなりがちなので、悪化する一途です。

外反母趾はこうして起こる

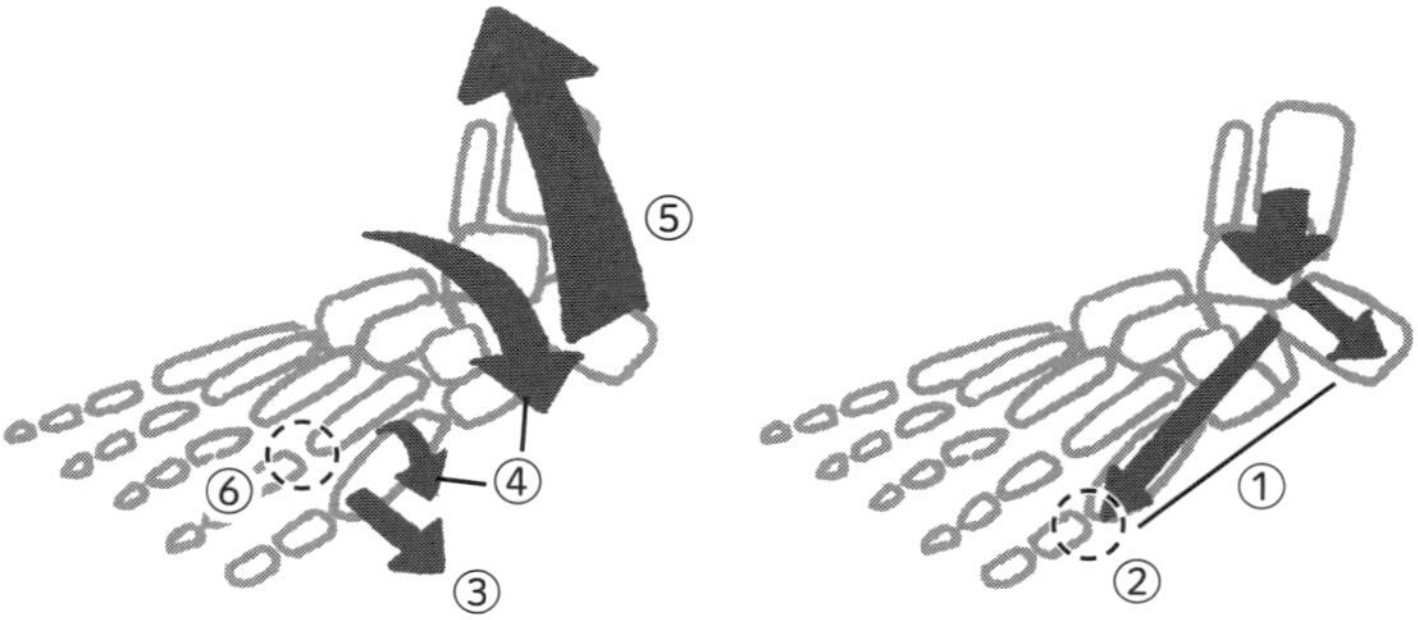

①アーチが落ちる力は中足骨《ちゅうそくこつ》とかかとの骨に分散され、足底が前後に広がろうとする。

②足底腱膜は前後に伸びないので、指の付け根にある関節に大きな圧力がかかる。

③関節構造が緩い足は、中足骨が内側にせり出してくる。

④アーチは全体的に体の内側に倒れ込みながら崩れるので、中足骨も回転し、親指の付け根の関節にねじれの力が加わる。

⑤そのままかかとを蹴り上げると、親指の付け根の関節に力がかかり続け、やがて関節が外れる。

⑥親指が本来果たすべき「蹴り上げる」という機能を果たせなくなり、人さし指の付け根がその役割を果たそうとして、今度は人さし指の関節が外れていく。

例外的な方はいますが、女性は自分の足が弱いということを気に留めておいてほしいと思います。

男性は女性に比べると骨格構造がしっかりしていますが、前述のように、強すぎればそれなりの弊害があることを覚えておいてください。

圧倒的に女性が多い「外反母趾」

女性は男性よりも靭帯や骨格構造が柔らかいので、アーチ構造が崩れやすく、そのせいで「外反母趾」にもなりやすいのです。

外反母趾は、「制限母趾《せいげんぼし》」から始まります。 制限母趾というのは、負荷を受けた足のアーチの矛先が親指の関節にのしかかり、がっしりと噛み合わさってしまうことで、圧力が上がったり可動軸がズレたりする状態です。これによって親指の関節は動かなくなってしまい、正しく蹴り返して歩くことができず、アーチがさらに崩れようとします。アーチが崩れようとしても、足底腱膜は伸びないので、今度は親指と足首が内側に回転しながら崩れていきます。

ただし、親指と足首が内側に回転するだけでは、外反母趾にはなりません。骨格構造が弱いせいで関節構造が緩んで、初めて外反母趾になるのです。

最初は歩くたびに親指の付け根に痛みがあります。軟骨同士がこすれてすり減って、炎症が起きるからです（関節痛）。ただし、見た目の変化はまだ大きくありません。

土踏まずが内側に倒れ込むようにアーチが崩れると、関節構造が柔らかい足はねじれの力に耐えきれず、親指の中足骨が内側にずれて関節が外れます（脱臼《だっきゅう》）。**脱臼することで、痛みはなくなります**。とはいえ、長く歩くことが難しくなったりします。

脱臼によって、それまで親指で受け止めていた力がそのまま人さし指の付け根に集中して、今度は人さし指の付け根が痛むようになります。

これが、女性に多い外反母趾のメカニズムです。

男性に最も多い「足底腱膜炎」

私のクリニックにいらっしゃる男性の5人に1人以上は「足底腱膜炎」にかかっています。男性患者で断トツ1位のトラブルです。といっても女性には少ないというわけではなく、女性も10人に1人以上はかかっています。足底腱膜炎もまた、扁平足が原因で起こります。

足底腱膜炎というのは、かかとや足の裏が痛くなるトラブルです。最初は朝起きた直後の1歩が少し痛いだけですが、やがて一日中ずっと痛くなります。

「足底腱膜」は足裏にあって、かかとから足先に向かって扇状に広がっている組織です。足の骨格の底面にあるので、体重がかかることで常に大きな張力にさらされています。

体重がかかっていないときの足底腱膜は少し緩んでいますが、立っているときや歩いているときにはさまざまな方向に引っ張られ、少しだけ伸びて緊張しています。

脚を蹴り上げるときに最も緊張して、それが蹴り出す力を生んでいるので、本来は歩行を助ける組織です。けれどもアーチが崩れていると、力の収束部位であるかかとが強すぎる緊張を繰り返すことで、炎症を起こして、それが痛みになります。

扁平足で足底腱膜が緊張気味の方が長時間立ちっぱなしの仕事をしていると、足底腱膜炎にかかりやすくなります。ふくらはぎが硬い人もかかりがちです。

足底腱膜炎はこうして起こる

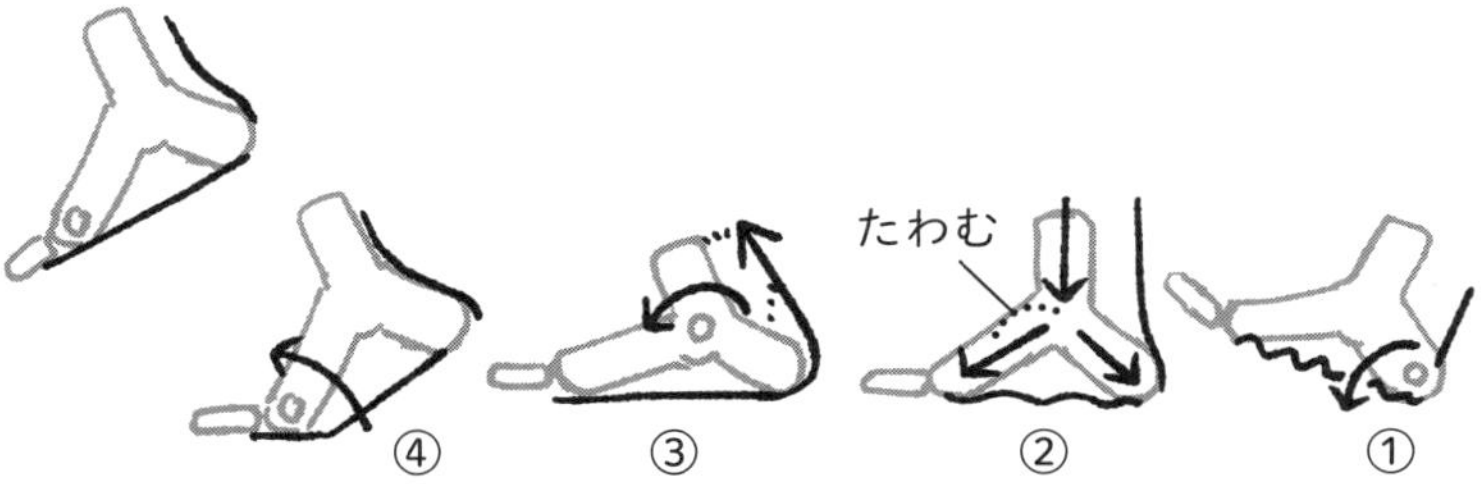

本来の足の動き

①足はかかとから地面に着いて、衝撃を逃がしながら転がる

②足全体が着地してアーチが少したわむことで、衝撃が吸収される

③前に進もうと足首が前に倒れ、足底腱膜が前後に引っ張られる

④指の付け根で蹴ってかかとが上がると、足底腱膜は最大に緊張する

扁平足➜②のときに、かかとに大きな負荷がかかる

ふくらはぎが硬い➜③ができず、④の時間が長くなり、足底腱膜に負荷がかかる

骨の強い男性に多い「強剛母趾」

男性は女性ほど骨格が弱くありません。ですが、制限母趾になっている男性は少なくありません。制限母趾は、足の親指の関節のかみ合わせが悪いために、歩くときに正しく蹴り上げられない状態です。

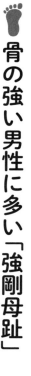

制限母趾の人は、やがて「外反母趾」か「強剛母趾《きょうごうぼし》」か、どちらかになります。**制限母趾になると、体重や歩行で負荷を受けた足のアーチがさらに崩れようとします。アーチが崩れても、足底腱膜は伸びませんから、足底腱膜の突っ張る力が、親指の付け根の関節にかかります。**

そして親指と足首は、内側に回転しながら崩れていきます。

このときに、骨格構造が弱い足であれば、関節が緩んで親指の手前の骨（中足骨）が内側にせり出してくるために外反母趾になります。後で詳しく述べますが、親指が外反するのは結果です。

逆に骨格構造が強い足であれば、外反母趾のように親指が横にずれることはありません。横にではなく、上にずれて、関節がロックされたような状態になります。これが「強剛母趾」です。

強剛母趾は、生まれつき親指の付け根に負荷がかかりやすい骨格の人に多く見られます。

つまり、アーチが崩れて発症するメカニズムは、外反母趾も強剛母趾も同じな

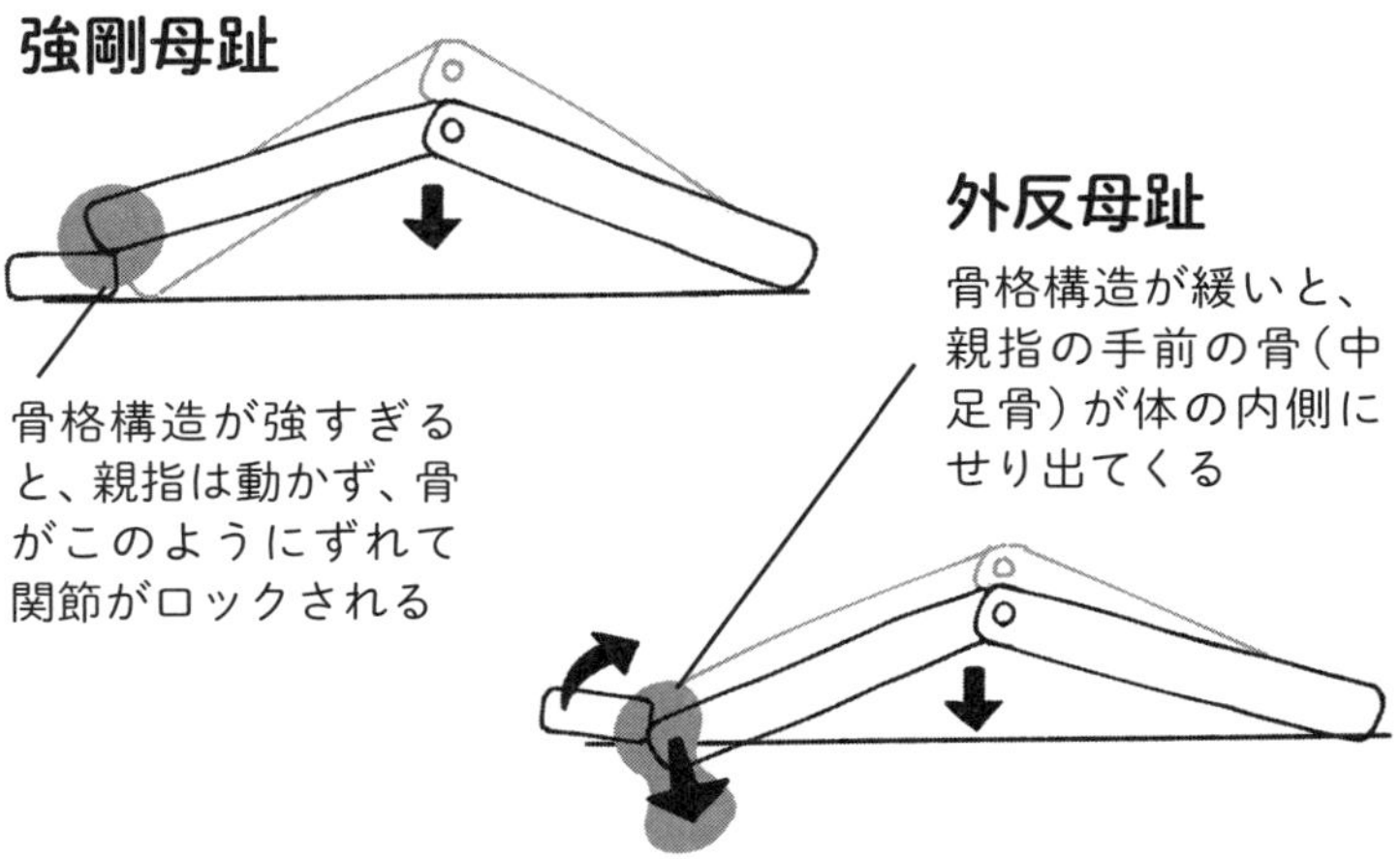
強剛母趾
骨格構造が強すぎると、親指は動かず、骨がこのようにずれて関節がロックされる
外反母趾
骨格構造が緩いと、親指の手前の骨（中足骨）が体の内側にせり出てくる

のです。足にかかる負荷に耐えきれず、親指の関節が内側（親指自体は外側）へ逃げていくのが外反母趾で、エネルギーが関節内に集中して関節が壊れてしまうのが強剛母趾なのです。

強剛母趾には、外反母趾のような目立った変形はありません。けれども、関節の内部では常に衝突事故が起こっているようなものなので、やがて関節が壊れていきます。

親指の付け根の関節を少し動かしただけで痛み、ひどくなると立っていることさえ難しくなります。関節内部へのダメージが強く、重症化すると炎症を繰り返した関節が破壊されて、親指が全く曲がらなくなります。最終的には、親指を反り返らせることもできなくなります。

なお、強剛母趾では発作的に親指の付け根が痛くなるため、「痛風《つうふう》」と間違われることが少なくありません。特に尿酸値《にょうさんち》が少し高めの場合には、医師でも痛風だと思い込んでしまうことがあります。

症状の原因を誤解してはいけない

どんなトラブルでも、症状にとらわれすぎず、原因を正しく理解することが必要です。

たとえば、外反母趾、タコやウオノメ、足底腱膜炎、モートン神経腫《しんけいしゅ》などは、「硬すぎるふくらはぎ」も原因です。ふくらはぎの筋肉が硬いと足首の動きが制限され、そのせいで足裏に負荷がかかります。

そして扁平足はひどくなり、つま先に圧力が集中します。その結果、症状が出るのです。ただし、見た目の症状だけにとらわれると、原因を見誤ります。

自分が該当する足のトラブルの原因を理解しておきましょう。

「外反母趾」の問題は母趾（親指）ではない

「母趾」というのは足の親指のことです。

「外反母趾」という病名はよく知られていて、実際に親指が変形するのでわかりやすいのですが、じつはこの病名からは原因の本質が見えてきません。

足の親指は、いくつもの骨から構成されています。**そのなかの、足先で指の分かれる手前にある骨（中足骨）が体の内側に張り出してくることで、外反母趾になります。**

中足骨が飛び出してくるのは、体重や歩行で負荷を受けた足が絶えきれなくなり、アーチが崩れてくることが原因です。母趾が外反するのは結果にすぎません。

そもそもアーチが崩れても足底腱膜は伸びないので、足底腱膜の突っ張る力が親指の付け根の関節にかかります。そして親指と足首が内側に回転しながら崩れていきます。これが外反母趾です。

ですから、もともと親指の中足骨が長い人ほど、外反母趾になりやすいといえます。

パンプスをはいたことが原因だと誤解している方もいますが、パンプスをはいたことがない人も外反母趾になります。パンプスは悪化させる要因にはなり得ますが、主因ではありません。

なお、片足だけが外反母趾という人は、両方の脚の長さが違ったり、股関節の向きや動き方が違ったり、足以外に何かを抱えている人が多いのです。

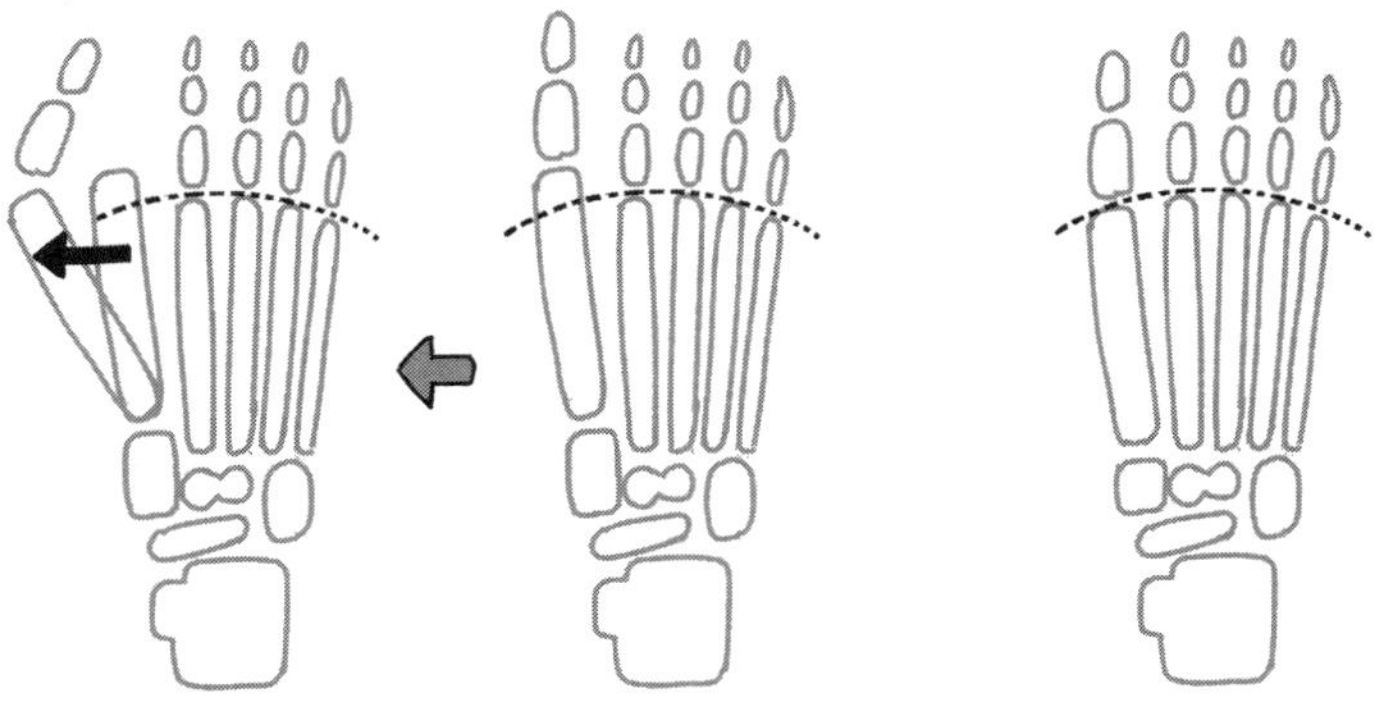

均衡を保とうとして
横にせり出す
これが外反母趾

母趾中足骨が
長い足

正常な足

「タコ」「ウオノメ」は皮膚の問題ではない

私のクリニックに来る患者さんのうち、女性の2割弱、男性の1割強の方がタコやウオノメに悩まされています。つまり、とても多いのです。**タコやウオノメのできる場所で、足の構造やトラブル、歩き方などが予想できます。**

アーチの崩れ方や、どこかをかばったりする動作には一定のパターンがあるので、足裏を診ればおおよその検討がつくのです。

例えば軽度の扁平足の人は親指の内側にタコができます。進行した扁平足や外反母趾になるとキーストーンである人さし指に負荷がかかり、その付け根にタコができます。股関節や足首が硬くて、足裏を捻って歩くような動作が加わると捻ったところがタコがウオノメに変わります。

圧力の偏りは、タコだけでなく、モートン神経腫なども引き起こします。

強剛母趾の人も、親指の付け根の関節を曲げて足を蹴り上げられないので、一つ先の関節で蹴り上げようとしますが、そのときに大きな力がかかってタコができやすくなります。

タコやウオノメができやすいところ

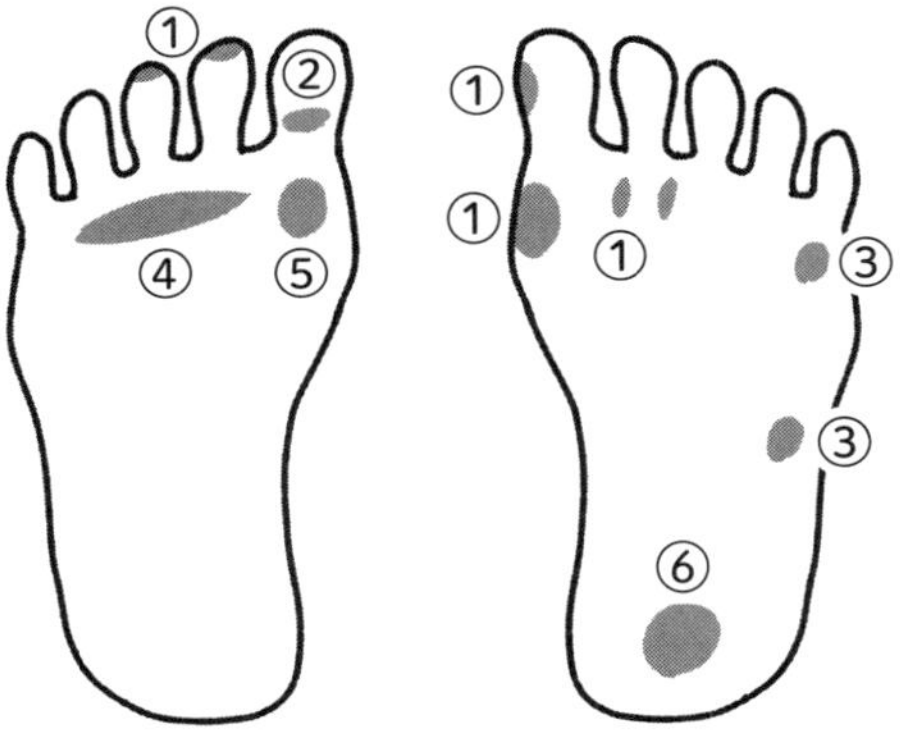

①外反母趾や扁平足の人
②強剛母趾の人
③甲高の人
④ふくらはぎが硬い人
⑤親指が浮いている人
⑥アキレス腱が柔らかすぎる人

日常的にハイヒールをはく人も、ふくらはぎが硬い人も、ウオノメができやすくなります。

タコやウオノメができると皮膚科にいく方もいますが、患部を削ったり貼り薬を塗ったりするだけで、根本的な治療にはなりません。原因が靴にありそうなら靴を替え、筋肉の硬さならストレッチなどで改善するほうが、はるかに早道です。

「巻き爪」の原因はツメではない

男女に関係なく、私のクリニックに来る方の約1割は巻き爪で悩んでいます。**巻き爪が炎症を起こして痛みがともなえば、「陥入爪《かんにゅうそう》」と呼ばれます。**

巻き爪と扁平足とは関係なさそうに思えますが、実際には巻き爪も足のアーチの崩れと大いに関係があります。歩くときに爪は真下にある指から垂直方向の力を受けるので、歩き方とも関係があるのです。

そもそも爪は巻きやすい構造をしていて、下から力がかかることを前提に、指に沿って緩やかなカーブを描いた形で伸びていくものです。

力学的にバランスの取れた足であれば、真下の指から正しく均一に力がかかり、それ以上に爪が巻くことはありません。

ところがアーチが崩れて扁平足になると、親指が内側を向きながら横に倒れるような形になっていきます。

すると爪にかかる指の力学的なバランスが崩れ、爪は地面からの力で湾曲《わんきょく》します。ですから外反母趾の人は、巻き爪になりがちです。

歩いているときに、指が地面に着かないのは「浮き指」です。爪は適切な体重がかからなければ巻いていく性質があるので、浮き指の人も巻き爪になります。寝たきりや車椅子を利用している人も、同じ原因で巻き爪になりやすくなります。

巻き爪はこうして起こる

正常な爪

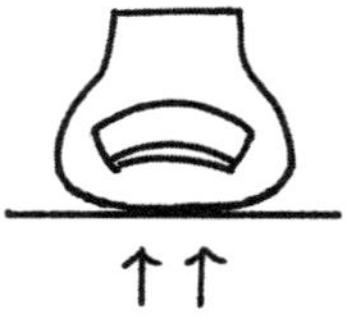

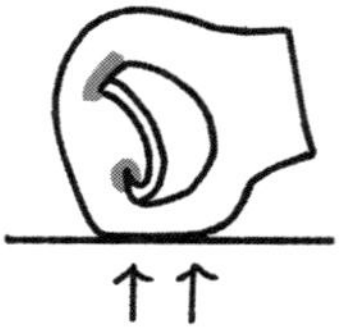

外反母趾や扁平足で、親指が横に回転して力が不均等にかかる

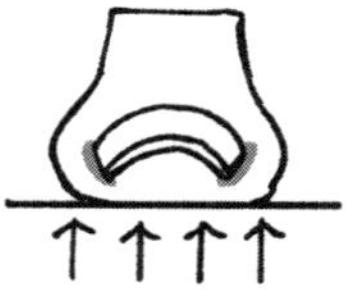

強剛母趾や硬い足首は、指先で蹴ったときに強い圧力がかかる

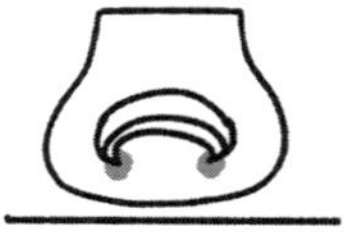

指が地面に着かないと、下からかかる力がないので巻いてしまう

強剛母趾の人は、地面から垂直方向に大きな力がかかると、爪は巻かないものの、押しつぶされた指の皮膚が爪の両側に向かって食い込んでいきます。

扁平足が巻き爪になりやすいメカニズムを、力学的に見たものが左の図です。

外反母趾や扁平足の人が
巻き爪になりやすいのは?

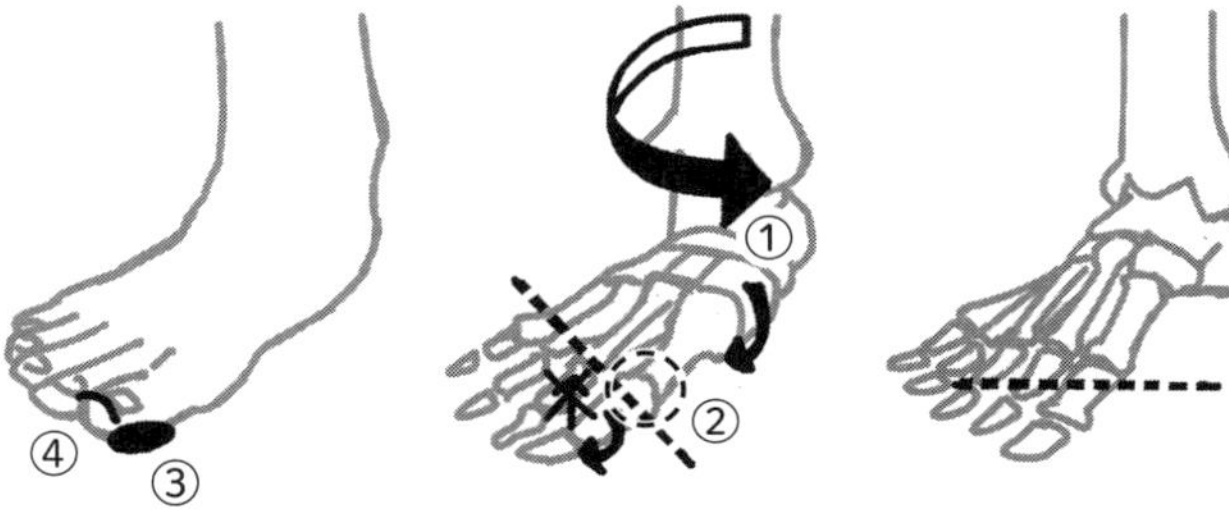

①足の骨が回転しながらアーチの崩れを起こすとき、親指の中足骨が内回りに回転する。

②このとき親指は制限母趾の状態になりながら、中足骨と一緒に回転する。

③その状態で蹴り上げようとすると、親指の内側に大きな負荷がかかる。

④水平だった爪が斜めになって、かかる力が不均衡になるために爪が巻く。

また、幅広の爪、薄い爪の人も、巻き爪になりやすい傾向があります。

じつは、見た目は巻いているように見えない「隠れ巻き爪」の人が少なくありません。自覚のある巻き爪にもいろいろあり、爪が巻いていても痛くない人もいれば、爪が肉に刺さって痛い人もいます。


人生のなかで、巻き爪を発症しやすい節目があります。

まず中学や高校に入った1年目で、校則による指定靴が影響しています。成長が早い時期なので急に体重が増加することや、スポーツ系の部活動で物理的な負荷が増えることも関係しています。

社会人1年目も一つの節目です。革靴やパンプスの影響や、立ち仕事などの影響もあります。**当然、高齢になって股関節が硬くなり、がに股気味になったときにも発症しやすくなります。**

巻き爪になると形状記憶素材などを使って爪を平らに戻す治療を受ける人が多いのですが、そのような矯正《きょうせい》をしても根本的には治りません。原因が爪ではなく、歩き方や足の形にあるからです。

ですから、セルフケアでアーチを強化するなどの対策が必要です。

また、症状や生活スタイルによっては、手術が最後ではなく最初の選択肢にもなり得ます。

5章

足にも脚にも優しい生活を

日頃から足に優しい生活をするために

2章と3章のストレッチや体操と並行して、自分の足の特徴を知り、それに合わせた靴を選んで、きちんとはく。そういったことも、足を守るための立派なセルフケアです。日常生活のなかでも足に気を配り、あなたの足を守ってください。

まずは、自分の足の弱点を知ること

日本人の多くは扁平足《へんぺいそく》です。つまり、多くの日本人の足には弱点があるということです。4章で解説したように、弱点によって、なりやすい足のトラブルというものがあります。自分の足の弱点を知って、それを補い、足を正しく使うことを心がけてください。

自分が扁平足なのか甲高《こうだか》なのか、靴のすり減り具合を見ればわかります。靴底の内側が減っていれば扁平足で、外側が減っていれば甲高です。ふくらはぎが硬い人の靴は、中心が減ります。

冒頭（10ページ）にある靴のすり減りのイラストを、もう一度、ご覧ください。

①外側がやや減っている　理想的な足

歩くとき、かかとの少し外側から着地して、最後に親指の付け根で蹴り返しています。

②中心が減っている　ふくらはぎが硬い

ふくらはぎが縮み、そこに引っ張られて足の重心が中心からかかとに偏っています。

③内側が減っている　かかとが内側に傾いている

足のアーチが崩れて扁平足になっています。外反母趾《がいはんぼし》や足底腱膜炎《そくていけんまくえん》などの原因になります。

④外側が減っている　甲高になっている

アーチがたわまないので、衝撃を吸収できず、かかと・膝《ひざ》・股関節《こかんせつ》を痛めます

⑤左右非対称に減っている　片方が扁平足か、脚の長さが違う

どちらかの足がひどい扁平足で、重心が偏っている可能性があります。

足に弱点のある人は、2章のセルフケアを続けてください。筋力や関節の柔軟性を維持していくことは、とても大切です。そのためにも3章の体操も強くおすすめします。また、体幹の筋力維持も必要です。「ゆるスクワット」や「前方お

尻落とし」は体幹の筋力維持にも影響します。

さらに、あとで説明しますが、できれば医療用のインソールを使ってみてください。

それでも効果にいまひとつ満足できない人には理学療法士の指導を受けることをおすすめします。

正しい「靴」の選び方

靴も足のトラブルに大きくかかわっています。

足のトラブルを訴えて来院する患者さんには、中学校や高校に入って1年目の人や、社会人1年目の人がとても多いのです。靴が変わったタイミングです。靴の形が合っていないと、アーチ構造が崩れて歩き方がゆがみ、痛みが生じやすくなります。それだけではなく、膝や腰にも悪影響が及びます。

靴をデザインや価格優先で選んだり、手軽だからとネット通販で買ったりすることは避けてください。必ず足を入れてみてフィットするかどうかを吟味してください。

5本の指にしっかり体重が乗っていれば、その靴の効果が最大に得られます。外反母趾などの人は大きめの靴を選びがちですが、靴の中で足にあそびがありすぎるのはよくありません。

自分に適した靴を選ぶポイントは、次の3つです。

- **レングス（かかとからつま先までの長さ）**
- **ウィズ（親指と小指の付け根を含む足周囲の長さ）**
- **ヒールカウンター（かかとの芯）**

レングスやウィズは、きちんと測って、自分に合ったサイズを選んでください。レングスは当然、みなさん気にしていますが、ウィズのほうはどうでしょう？　これからはしっかり確認してください。

さらに、かかとに「ヒールカウンター」という芯が入っている靴がおすすめです。ヒールカウンターは、アーチの崩れを後ろから防いでくれます。

ヒールカウンターはメーカーによってかなり違うので、自分に合うメーカーを探しましょう。

かかとが合わないとアーチはどんどん崩れていくので、必ずかかとがフィットする靴を選ん

靴選びで大事なのはココ！

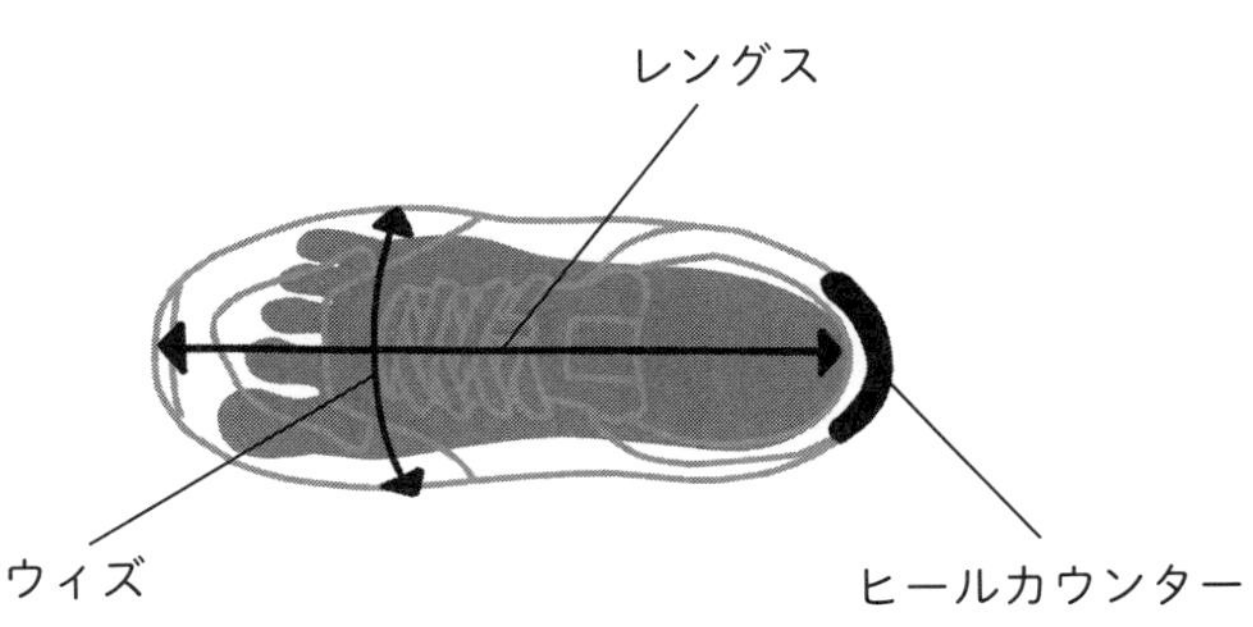

でください。

なお、後述する「インソール」を入手した方は、靴を買いにいくときにそのインソールを持っていき、それに合わせて靴を選んでください。

先の細いパンプスは、指の3本分ぐらいしか体重が乗っていません。5本の指にちゃんと乗らない靴は、足には害しかありません。体重がつま先にかかるので足に不自然な負荷がかかり、指の変形、タコ、ウオノメ、外反母趾などを悪化させます。

見た目が美しいのはわかりますが、健康のことを考えれば、おすすめできない靴だといえるでしょう。

ちなみに、歩きやすさを考えると、靴の前後の高低差は、5～10ミリが理想です。かかとのほうが少し高いことで、蹴り返しの動作を助けてくれます。

ただし、高低差が4センチを超えてくると、やはり、つま先のほうに体重がかかってしまうため、足のトラブルの原因になります。

賢い「靴」の使い方

同じ靴を一日中はいている日本人が多いのですが、外国では車を運転するときにはドライビングシューズ、ジョギングするときには専用のシューズなど、使い分けている人が少なくありません。足の健康を保つために、ＴＰＯに合わせて靴も使い分けましょう。

「ハイヒール禁止」とは言いません。ハイヒールが必要な場面（パーティー会場、ステージへの登壇など）だけではき、往復はスニーカーにするなど、限定的に使ってほしいのです。**一日中ハイヒールをはくようなことは、ご自身の足のために、けっしてしないでください。**

いつもハイヒールをはいていたり、足に合わない靴をはいていたりすると、モートン神経腫《しんけいしゅ》を発症することがあります。モートン神経腫もよくある足のトラブルで、私のクリニックに来る男女の4～5％が該当しています。

靴は、はき方が大事です。**はくときには、必ず最初にかかとを合わせてください。**トントンするのは、つま先ではなく、かかとです。かかとを合わせたら、靴紐で甲の高さに合わせ、靴の中で足がずれないようにします。

とても単純ですが、ちゃんとできていない人がたくさんいます。たったこれだけのことで、お蔵入りになっていた靴がお気に入りの靴に復活したりします。

また、靴を素足ではくのはやめましょう。靴下をはかないと、靴と足の間に余計な摩擦が起きてしまいます。たとえ薄い靴下やストッキングでも、それを逃がす役割があるので、はくほうがいいのです。足から発散される汗を吸い取る役目もあります。

外反母趾におすすめの「靴下」がある

外反母趾の人のために、専用の靴下が市販されています。

じつは私も靴下のメーカーと外反母趾専用のサポートソックスを共同開発したのですが、たいへん好評です（売れても私に利益が出るわけではないので、宣伝目的でのご案内ではありません！）。

私が開発したのは、特殊な編み方をした五本指ソックスです。**はくだけで外反母趾の進行とは逆の方向に足を支えるので、15度までの変形であれば、親指を本来の形に矯正《きょうせい》します。**

はくだけでアーチが自然にでき、指を1本ずつしっかり使っている感覚になります。

普通の靴下をはいた足

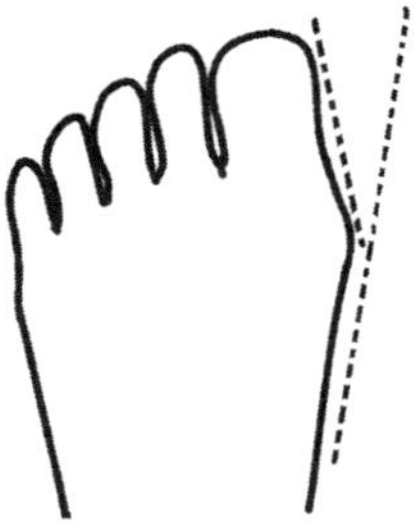

外反母趾サポートソックスをはいた足

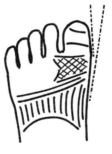

後述するインソールと、この五本指ソックスの併用で、かなりひどい外反母趾であっても手術をする必要がなくなるはずです。

もし、すでに外反母趾の手術をした人がいたら、再発予防のためにも必ずこうした靴下を着用してほしいところです。

ただし、足にはかなり個性があるので、形が合わない人もときどきいることも付け加えておきます。

「歩き方」から正す意味は薄い

足について「万病のもと」ともいえる扁平足。その原因は〝骨格〟と〝歩き方〟にあります。ですが、1章で私は〝歩き方〟は無理に変えるべきものではないとお伝えしました。ここで改めて強調しておきます。

近年は〝歩き方〟を矯正するための「歩き方教室」「ウォーキングレッスン」が盛んです。ですが、私は少し疑問に思っています。**それは「美しい歩き方」「正しい歩き方」が、当人にとっては必ずしもベストではなく、「美しくなくて悪い歩き方」がその人のベストである場合が少なくないからです。**

歩き方の矯正が、その人には無理を強いている場合があります。「いい歩き方」は人によって違い、他の人が目指す歩き方が理想的な歩き方とは限らないのです。

たとえば、猫背《ねこぜ》で下を向きながら歩いているご高齢の方に、「背中が丸まってるから腰が痛いんですよ。伸ばして歩けば治りますよ」と言ったところで、腰を伸ばして歩けるわけではありません。

かりに、すでに硬くなってしまった首から背中を頑張って伸ばしたところで、首を傷《いた》めたり背中を傷めたりするのがおちです。

ところが歩き方教室では、原因も年齢も考慮せず、「猫背を治しましょう」と指導するのです。

あるいは、着地の際に必ずかかとからつけて歩くように練習させる教室もありますが、かかとがつけない原因を見ずに練習しても意味がないでしょう。

歩き方は〝結果〟です。原因を見ずに結果だけを矯正しようとしても、かえっておかしなことになってしまいます。医学的に「異常歩行」と言われるような歩き方をしている人は、そうしないと歩けないのです。**そういう歩き方で、自分の**

足の弱点を無意識のうちにかばっているのです。

ですから、私のクリニックの理学療法士は、歩き方の指導をしていません。おかしな歩き方をしている方でも、今はそれがその方のベストという見方からスタートします。足の弱点を補うために、今、その方が持っている機能で最適な歩き方をしているのだと私たちは理解し、原因からアプローチします。

みなさんも、歩き方の矯正からではなく、自分の足の弱点を知ることからスタートしましょう。

その弱点をカバーするためのセルフケアを通して、足にかかる不自然な負担を軽減し、その結果として正しい歩き方を身につけることを目指してください。

まずは、セルフケアで足の痛みを軽減させること。足の痛みがなくなれば、自然に姿勢が変わり、歩き方も変わります。

足や脚に優しくない習慣にサヨナラしよう

足に負担をかける動作や習慣を避けることも、足を守ることになります。足のために「やらないほうがいいこと」「やってはいけないこと」を知ってください。

脚は組まないこと！

無意識のうちに、足に余分な負担をかけていることがあります。その代表例が、椅子に腰をかけているときに無意識にやりがちな、「脚を組む」という動作です。

骨盤は水平に保つことが理想です。ところが、脚を組むと骨盤が傾いてしまいます。

そうなると股関節の動きが悪くなり、ひいては腰や膝や足の動きも悪くなります。

すでに体に歪《ゆが》みがあるせいで、足を組むほうが楽な人もいます。そのため無意識に脚を組んでいる人も多いと思います。

よく「いつも同じ側だけで組むのがいけないのであって、逆脚でも組んで、左右の時間を均等にすればいい」と勘違いしている人がいるのですが、それは違います。

脚を組む癖のある人は、自分が脚を組んでいることに気づくたびに、脚を戻しましょう。骨盤を立たせる姿勢を意識して、座り直してください。

無意識にやっている癖なので、組まずにいることはなかなか難しいのですが、「気づいたときにやめる」という習慣をつければだいじょうぶ。少しずつでも脚

骨盤が傾くと足の動きが悪くなる

正面から見て

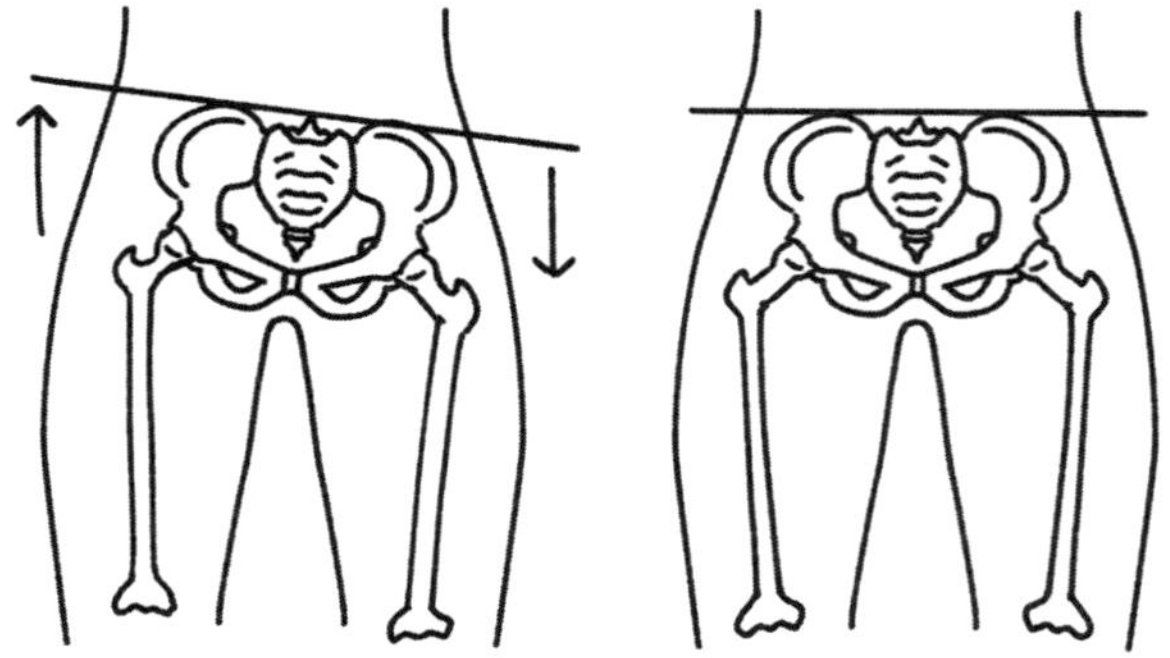

×左右が歪んだ骨盤　　◎真っすぐ水平な骨盤

横から見て

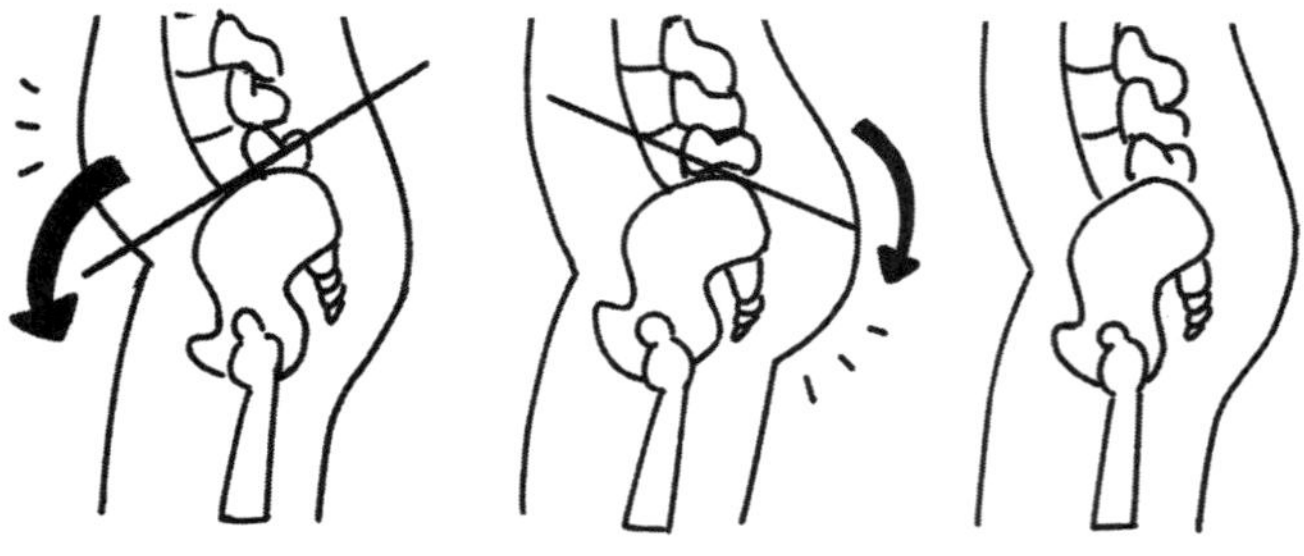

×前傾した骨盤　　×後傾した骨盤　　◎真っすぐ立った骨盤

を組む時間を減らしていきましょう。

「テレワーク足」になっていないか？

「歩く」という動作にも、人それぞれにできる限界があります。「平らな道はいいんだけど、階段を上るのがつらい」「10分や20分ならなんともないけど、1時間歩くと膝が痛くなる」といったように、足にかかる「負荷の量」と「負荷のかかる時間」が増えれば増えるほど、それぞれの限界に近づくことになります。そして限界を超えると、足に不調が出るのです。

かりに都会で平均的に暮らしている人が、いきなり30キロの道のりを歩けば、健康な人でも膝や脚がダメージを受けて痛みが出るはずです。それが、負荷が限界を超えたということです。**個人差はありますが、誰にでもそういう活動限界値（ボーダーライン）があります。**

運動不足になって、脚や足の筋肉と関節を動かさないでいると、このボーダーラインが下がってきます。それは、少し運動しただけでも限界を超えてしまうということです。

そうなると、それほど動いたわけでもないのに、痛みが出てくるのです。

コロナ禍でステイホームが叫ばれた時期に、立つとふらついたり、足に痛みが出たりする人が増えました。原因はテレワーク（在宅勤務）による足の機能低下です。自宅に引きこもっていたことで、足の筋肉や関節を動かさなくなり、ボーダーラインが下がってしまったのです。

たとえば、かつては一日に1万歩も歩いていた人が2000歩くらいしか歩かない生活になれば、知らず知らずのうちにボーダーラインは下がっています。**これは足のトラブルを引き起こす危ない状況です。**私はこれを「テレワーク足」と

足に問題が生じるボーダーラインがある

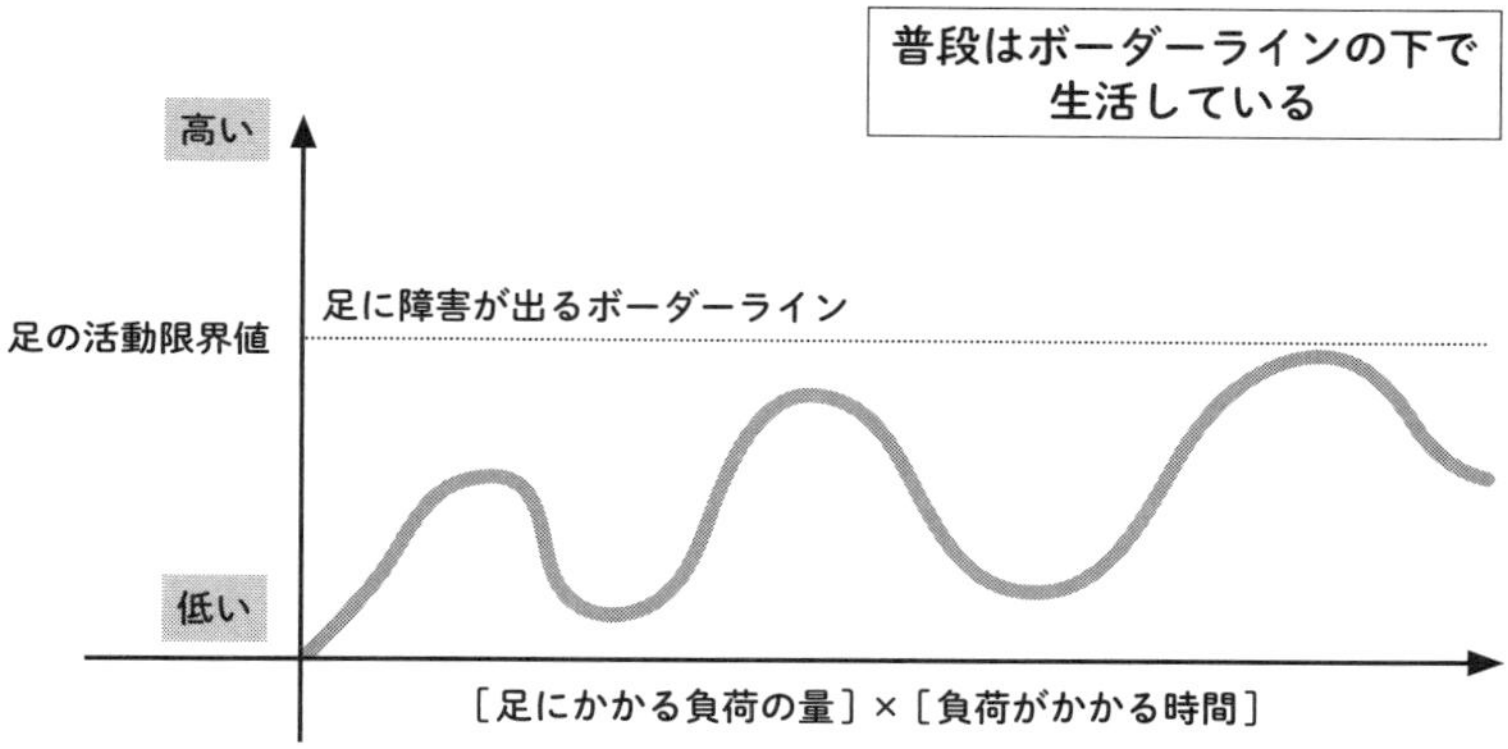

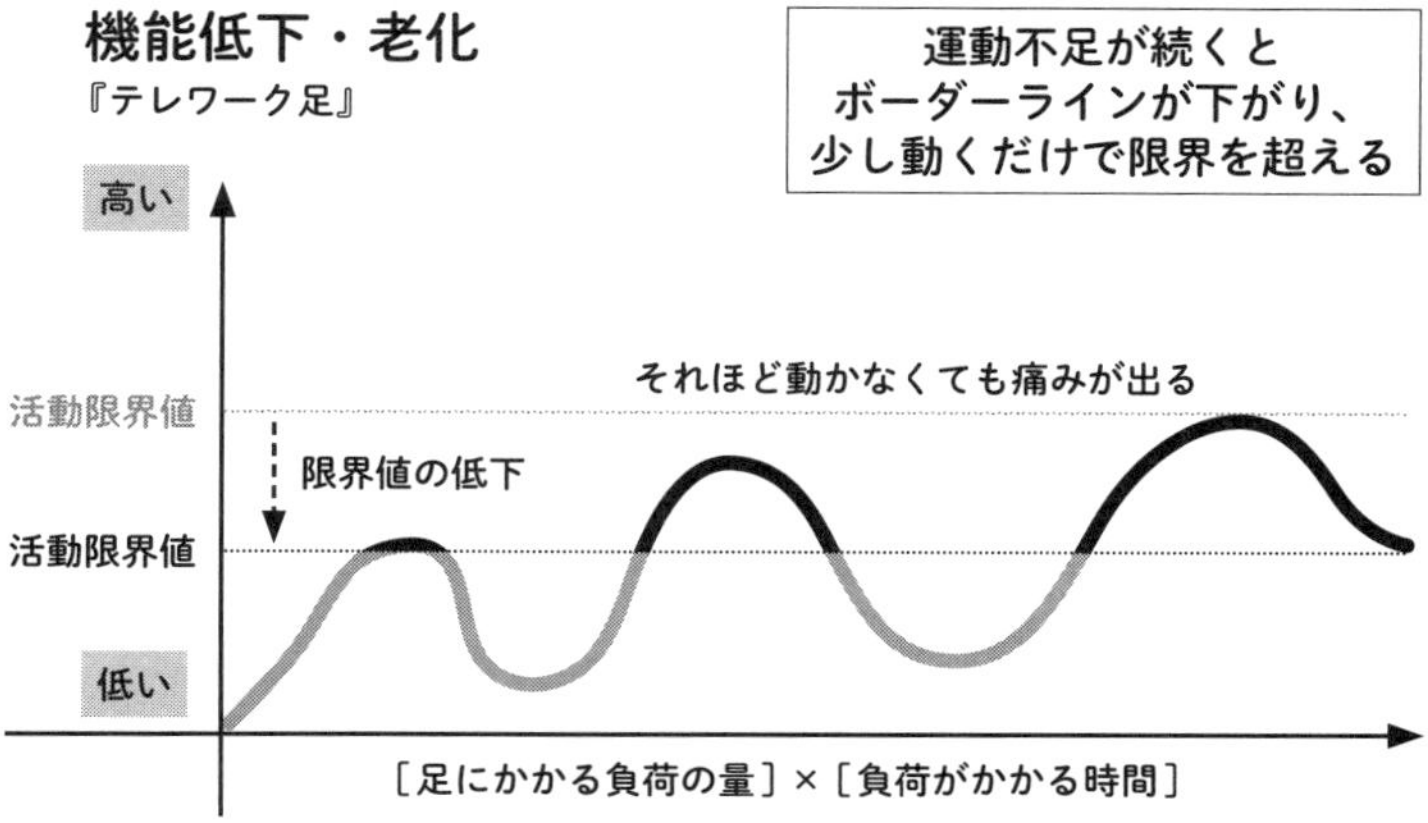

呼ぶことにしました。

自分のボーダーラインが知らず知らずのうちに下がっていたことに気づくのは、ステイホームが少し緩くなり、みなさんが週に1回ぐらい出社するようになったときでした。前と同じように通勤しただけなのに、帰宅すると足が痛くなっていて、異変に気づく。それで私のクリニックに駆け込んでこられたのです。

コロナ禍によるテレワークだけではありません。**歳をとって筋力量が少しずつ落ちていっても、同じことになります**。また、寝たきりの入院生活が長いなど、狭い空間に長く閉じこもっていれば同じことが起こります。

テレワークなどの弊害は、足に限りません。体全体に影響が及びます。そして足の土台がもともと弱い人は、そのマイナスがより顕著に出やすいのです。

「いきなりランニング」は百害あって一利無し

コロナ禍のせいで自分が「テレワーク足」になっていることに気づき、焦《あせ》って「毎日1時間散歩しよう」「走ろう」などと急にやり始める人は少なくありませんでした。

その結果、前述の通り、私のクリニックに「足が痛くなった」と訴えて来るようになった方が増えました。その数は、なんと毎月50人。自分のボーダーラインが下がっていることに気づかずに、以前と同じつもりで運動を始めたところ、ボーダーラインを超えてしまい、足を傷めてしまったのです。

診察していた側の私も、自分自身、「自粛」の足への影響が大きいことを痛感しました。

「運動不足だ！　これはまずい！」と気づいて運動不足を解消しようという意気込みはいいのですが、一度下がったボーダーラインはすぐには上がりません。**少しずつ上げていかないと、足への負荷が大きくなってしまいます。**

活動のボーダーラインが下がった状態で、いきなり運動を始めるのは危険です。運動不足を補うつもりが、足に限界以上の負担をかけることになり、痛みが生じることになります。このボーダーラインは、下がるのは早いのですが、上げていくには時間がかかるのです。

ランニングは気軽に始めがちですが、けっこう危険です。運動不足の方は、まずは散歩から始め、慣れたら少し早足で走って……、などと少しずつ運動量を上げていってください。そうでないと、膝なども傷めてしまいます。

もちろん、ランニングの前後には2種類の「ふくらはぎ伸ばし」をぜひ習慣にしてもらえたらと思います。

「宅トレ」で気をつけること

「宅トレ」という言葉をご存じでしょうか。家の中での体操・運動を指す略語ですが、コロナ禍の2020年頃から使われ出しました。室内で運動する様子を映した動画は、インターネットにあふれています。

宅トレには大きなメリットがあります。有酸素運動でも、筋トレでも、ストレッチでも、自宅にいながらできるのですから、雨の日でも、猛暑・極寒の季節でも関係ありません。好きな時間にできて、たいてい費用もかかりません。

ところが、室内でマットなどを敷かずに裸足《はだし》で運動すると、衝撃が足を直撃します。**裸足での運動は足に大きな負荷を与え、それだけでボーダーラインを超えやすくなります**。裸足で縄跳びなどをすれば、疲労骨折のおそれもあります。

骨は硬くて安定しているように思えますが、骨の中には骨を作る骨芽《こつが》細胞と、骨を壊す破骨《はこつ》細胞があって、骨を作り出すことと壊すことが同時におこなわれています。

ところが小さな負荷を与えすぎると、壊すほうが多くなってしまうのです。そうなると、骨を「作る・壊す」のバランスが崩れ、疲労骨折が起きてしまうことがあります。

初期の疲労骨折は、ＭＲＩ（磁気共鳴画像法）検査でもしないことにはわかりません。普通のレントゲン検査では写らないので、整形外科で痛みを訴えても「何ともありません」と言われてしまうことが多いのです。

2週間ぐらいたっても痛みが続くので再度レントゲンを撮ってもらい、初見時との変化をみて疲労骨折が初めてわかることになります。

自宅で運動するときには、体への衝撃を和らげるためにマットを敷きましょう(近所への騒音対策にもなります)。**マットを敷いたうえで、室内用の運動靴もはくことで、足へのダメージが減らせます。**家の床は地面ほど固くないので、スニーカーよりも軽い靴でだいじょうぶです。

靴下だけよりもスリッパ、スリッパよりも室内シューズがより安心です。靴は足を守るためのツールですから、使用用途によってかえてください。

「ベアフット」という言葉をご存じでしょうか。直訳すると「裸足」です。近年は「ベアフットシューズ」などと言われて、裸足のような感覚で走れる靴も出ています。**けれども、「裸足＝健康にいい」わけではありません。**

足の骨格構造が弱い人が裸足で生活すると、親指の付け根、甲、かかとに負担がかかって、痛み出す可能性があります。ずっと裸足で過ごすのは、足にけっしていいことではありません。

足を理想的な形にする「インソール」を手に入れる

足にいろいろなトラブルをもたらしてしまう扁平足は、残念ながら治りません。けれども、あたかも「扁平足ではない」かのようにすることはできるのです。それも一瞬で。

そのために使うのは、医療用の「インソール」です。インソールを使って、足のアーチを作り、足の形を補正・矯正・誘導します。

扁平足が「なかったこと」になる!?

インソールは、足を下から物理的に立て直し、本来の正常な形に戻します。インソールをしている間だけですが、「扁平足ではない」状態になるのです。それによって、アーチが崩れて起こる足トラブルに対処できます。**外反母趾も、骨の形が治るわけではありませんが、それ以上悪くならない効果があります。**

インソールによって足のアーチができれば、足のトラブルが減るだけではありません。

扁平足の人は、骨盤が前に倒れて反《そ》り腰になりがちです。そのために腰痛も起こりやすいのですが、インソールを使えば骨盤が立って背骨がきれいなS字カーブになるので、腰痛の予防にもなります。

2章の「ふくらはぎ伸ばし」も、インソールで足にアーチを作ったうえでするほうが、

インソールで足の裏から
アーチを補正できる

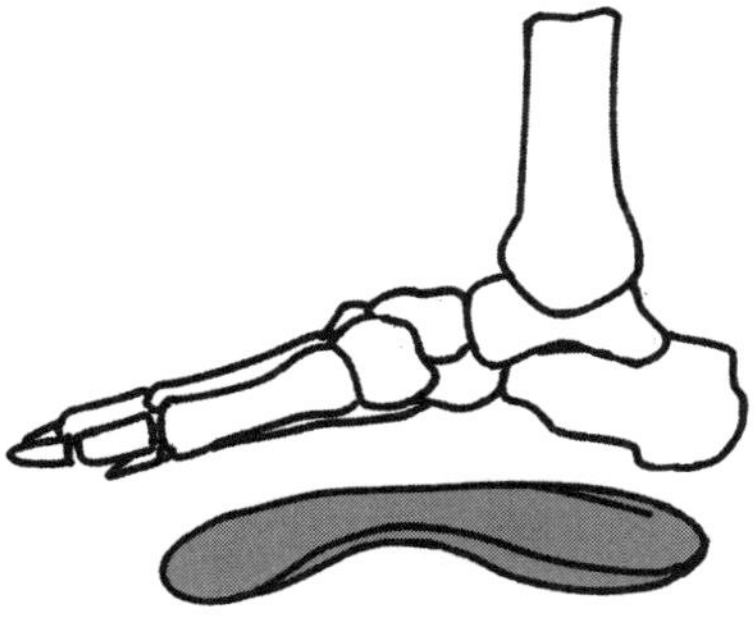

実のところ効果が高くなります。

また、すでに慢性的な痛みを抱えている人だけじゃなく、特に出産を経験した女性は、足の靱帯《じんたい》が緩んで形も変わっています。出産前後はインソールを入れることを強くおすすめします。

もともと靴の中にあるインソールとは別物

「インソール」と聞くと、もともと入っている靴の中敷きを思い浮かべる方もいるでしょう。けれども、あのインソールとは違います。

足の悩みに対処するために後から入れるインソールには、２種類あります。

ひとつは、市販のインソールです。多くは柔らかい素材で、少しだけ土踏《つちふ》まずのカーブがついているのですが、カーブは低め（ゆるめ）です。外反母趾用、O《オー》

脚《きゃく》用など、目的別に作られているものもありますが、基本的には誰にでも合うようになっています。**無難で害はないのですが、効果は薄いです。**

もうひとつは私がおすすめするもので、インソールというよりも、「足底装具」というほうが正しいでしょう。**一人ひとりの足の骨格に合わせて作られるオーダーメイドタイプで、形が崩れない硬い素材でできています。**形が崩れてしまうような柔らかい素材では、骨格を支えられないからです。

これを使うときには、もともと靴の中に入っていた中敷きを外して、その代わりに入れます。

いずれにしても、自分に合った、機能的で、いいインソールを入手することができたら、靴を買うときにはそれを持参して、靴を選ぶのがいいでしょう。

近視には眼鏡を、扁平足にはインソールを

足のトラブルが原因で慢性的な痛みを抱えている人にはセルフケアをおすすめしますが、その効果は「今日始めて、明日すぐに表れる」というわけではありません。根本的な解決にはなりませんが、即効性があるのは、インソールです。もちろん、副作用などの弊害もありません。

目が悪くなったら眼鏡をかける。歯がなくなったら入れ歯などをする。インソールの考え方は、それと同じです。

眼鏡をかけても目は良くなりませんが、視力は出ますよね。インソールも足の立体曲面を下から矯正する補充ツールなのです。

インソールを使い始めたばかりのとき、逆に痛く感じることがあります。「足」

ではなく、もっと上の「脚」の部分が筋肉痛になることもあります。でも心配はいりません。それはインソールによって扁平足ではない状態が作れたことで、ちゃんと歩けるようになり、それまで使っていなかった筋肉を使い始めたからです。**ですから、どこかが痛んでも、インソールをやめる必要はありません。**1〜2週間は使い続けて様子を見てください。ただし、ひどい痛みが長く続くようであれば、医師（整形外科医）に相談するほうがいいでしょう。

どこでインソールは入手できるのか？

インソールは、自分の足に合わせたフルオーダーメイドが理想ですが、作れるところは限られています。お近くに専門機関がない場合は、簡易的なものから試してみてください。

最も手軽なのは、インソールを扱っているスポーツ用品店や靴屋さんです。スポーツ用品店で売られているインソールにはいろいろな素材があります。医療用のオーダーメイドインソールを扱っているところもあります。

近頃はインソールについて勉強している靴屋さんも増えてきているので、ぜひ、店員さんに相談してみてください。

あなただけに合わせたフルオーダーメイドのインソールは、崩れる前の一番強い状態で骨格を保持できるよう、骨の立体パズルがピタッと合うように足の型取りをして、それに合わせて作ってくれます。

それによって、立っているときと蹴り返したときと、どちらも自由に動けるような、一番中立的（ニュートラル）な位置になるようになっています。そして、着地したときの足が衝撃を吸収できるように、少したわみが生まれるようになっています。

最終的にいいインソールが入手できるかどうかは、義肢装具士の技術次第という部分もあります。義肢装具士も切磋琢磨して技術を磨いています。

私のクリニックでも一人ひとりに合わせたオーダーメイドのインソールを作っています。それぞれの方の足の機能を最大限に引き出す形にするために、義肢装具士が患者さんの足の骨格配列を手で整えたうえで、足の裏の立体曲面の型を取ってから作ります。

なお、フルオーダーメイドのインソールには硬くて薄い素材が使われるので、いろいろな靴で使うことができます。

どんなインソールがいいのか？

インソールは、足のトラブルが外反母趾なのか、巻き爪《づめ》なのか、甲高なのか、などでも、適切なものが違います。

たとえば骨格構造の硬い甲高であれば、全体的に圧を逃す（除圧）ような作りが理想です。そこを誤ると、いい効果は出ません。それもあって、フルオーダーメイドのインソールが最適であるといえるのです。
理想的なインソールの条件は、次のとおりです。

●スポンジのように沈むものではなく、硬い素材で作られている

スポンジ、シリコン、ジェルなどのように、体重をかけると形が崩れる柔らかい素材で作られたインソールでは、足の骨格を支えられません。土台が揺らげば体がグラつき、それを補うために体のあちこちが無理をするので、まずは土台をしっかりさせることが必要です。

そのためには、素材が硬くなくてはいけません。自分の足の症状などを店員さんや義肢装具士さんに相談してみてください。

●足にフィットする

市販のインソールは合わないことが多いので、必ず試しばきをして、自分の足

にちゃんと合うものを選んでください。土踏まずのところが立体的に作られている必要がありますが、低すぎても高すぎてもよくありません。

立ったり座ったり歩いたりすれば、骨格の形が変わります。試しばきではいろいろな動きをして、どの体勢をとっても足に負担がないことを確認してください。

●かかとが、5ミリから1センチの高さがある

靴の前と後ろは、平らではなく、5ミリから1センチくらいの高低差がついているほうがいいです。特に足の痛い人には、そのほうが楽です。

インソールは若いうちに始めるほうがいい

残念ながら、高齢になると、フルオーダーメイドのインソールも最良の解決策ではなくなってきます。お年寄りの扁平足は柔軟性がなく、関節も固まっている

ので、インソールを入れても矯正ができません。それどころか、より痛みを感じることになります。

ですから、インソールは比較的若いときに使い始めるほうがいいのです。若いうちであれば、インソールを使うことで、骨は本来の形で機能することができます。

加齢のために関節がくっついてしまうのは、個人差はありますが、だいたい60～70歳です。**80代ぐらいになると、筋肉も関節も硬くなって、足が一つの塊《かたまり》のようになってしまうことが多いので、通常のインソールも難しくなります。**

そういう方には、現状の足の形にインソールを合わせることになります。「矯正」が目的ではなく、一部分に体重がかからないようにする「除圧」を目的に、出っ張っているところを少し凹ませて、足の形にインソールを合わせます。

もちろん、インソールの効果があまり望めないとしても、がっかりすることはありません。2章と3章のセルフケアで、痛みや不調をリセットしていきましょう。

6章

日本の「足と靴」の未来のために

欧米に100年遅れている日本の「足」治療

日本の足治療の現状について、少し問題提起をさせてください。

読者のみなさんの足についての問題意識が高まれば、医療や靴業界の認識も変わってくると思います。

「足」だけを診る国家資格がある欧米

「足にトラブルがあるのなら、〝足専門クリニック〟にいってください」と私が言ったら、あなたはどのように思われますか？　「そんなクリニックがどこにあるんですか？」とお尋ねになるかもしれません。今の日本においては、無理のないことです。

けれども〝足専門クリニック〟は欧米などの先進国では当たり前の存在です。

ですから、私が足専門クリニックを開業すると、日本在住の外国人が続々と訪れてきたものです。彼らにとって足専門クリニックがないのは、「歯が痛いときに歯医者がない」のと同じぐらい困ったことなのです。

国によって少し違うのですが、アメリカ、イギリス、カナダ、オーストラリア、ニュージーランドなどには、足を診るためのライセンスを持った専門家（足病医）がいます。日本と違って、眼科、歯科と同じように〝足科〟が独立した診療科として認められています。

大学にも医学部、歯学部と並んで足学部があり、それぞれの国家資格があるのです。

発祥はドイツですが、アメリカでも一般の医師（メディカルドクター）とは異なる足病医がいて、「ポダイアトリスト（podiatrist）」と呼ばれています。ポダイアトリストになるには、大学を卒業後にポダイアトリー（足病医学）専門の学校で3年間学んだ後、研修医として3年間の経験を積まなければいけません。

「足のトラブルだけで国家資格？」と思われたでしょうか。でも、足のトラブルはとても奥が深く、種類もとても多いのです。私のクリニックで扱っている病名は、ざっと挙げるだけでも、次のとおりです。

外反母趾《がいはんぼし》、内反小趾《ないはんしょうし》、強剛母趾《きょうごうぼし》、ハンマートウ、クロートウ、マレットトウ、痛風《つうふう》発作、リスフラン関節症、関節リウマチ、変形性足関節症、陥入爪《かんにゅうそう》（巻き爪《づめ》）、爪甲肥厚《そうこうひこう》（厚い爪）、重複爪（2段爪）、爪白癬《つめはくせん》、足底腱膜炎《そくていけんまくえん》、アキレス腱付着部症、腓骨筋腱脱臼《ひこつきんけんだっきゅう》、後脛骨筋《こうけいこつきん》の障害、長母趾屈筋腱炎《ちょうぼしくっきんけんえん》、母趾種子骨《ぼししゅしこつ》障害、中足骨《ちゅうそくこつ》骨頭部《こっとうぶ》痛、三角骨障害、外脛骨《がいけいこつ》障害、骨端症《こったんしょう》、足根洞症候群《そっこんどうしょうこうぐん》、疲労骨折、モートン神経腫《しんけいしゅ》、足根管《そっこんかん》症候群、糖尿病性末梢神経障害、タコ・ウオノメ・イボ、爪《そう》下外骨腫《かがいこつしゅ》、グロムス腫瘍《しゅよう》、足底腱膜線維腫《そくていけんまくせんいしゅ》、ガングリオン、粉瘤《ふんりゅう》、鵞足炎《がそくえん》（膝《ひざ》の内側の痛み）、腸脛靱帯炎《ちょうけいじんたいえん》（膝の外側の痛み）、シンスプリント、足関節捻挫《ねんざ》（外側靱帯損傷）、リスフラン靱帯損傷……。

「たかが足」などと思えない、奥の深い領域なのです。

医師も「足」を軽視している日本

ところが、日本ではそのように思われていません。

誰でも目が悪くなれば眼科に、歯が悪くなれば歯科にいきますが、足が悪くなったときにいける〝足科〟がありません。医療法上、標榜《ひょうぼう》科目として認められていないのです。

日本ではたいてい肩も腰も診ている整形外科医が足を診ていますが、実際のところ、足トラブルの奥深さは医学部で教えられていません。

たとえば、ほとんどの医師は、患者さんの膝が痛ければ膝を見るだけです。

けれども、歳をとって出る膝の痛みで圧倒的に多いのは、扁平《へんぺい》足《そく》を原因とするトラブルです。

痛む膝の関節を人工関節にかえたとしても、原因である扁平足の対処をしない限り、膝が根治することはありません。足から生じているねじれの力が変わらなければ、膝は壊れるだけなのですが、医学部ではそういうことは教わらないのです。

日本の整形外科の花形は背骨や股関節《こかんせつ》で、足を専門にしても権威とは認められない傾向があります。**ですから、足が専門の教授もわずかしかいません。**日本人が靴をはくようになったのは明治維新以降ですから、欧米に比べて歴史が浅すぎるという背景もあるでしょう。

医師の側にも、患者の側にも、足トラブルについての関心や知識が少なすぎます。

現在の日本では「足科」という診療科が認められていないので、欧米のように「足科」を看板に掲げることができません。

それで整形外科、形成外科、皮膚科、リハビリテーション科などを掲げたクリニックで、それぞれの医師が足も診ているのですが、専門性の高い足の治療を、ほかの専門医が片手間ですることには限界があります。

やはり欧米のように、足を診るための専門教育と国家資格があるべきなのです。

私としては、「歯科検診」と同じように学童を対象とした「足検診」もあればいいのに、と思っています。

5章で触れたインソールについても、一般的に理解がありません。インソールを作るのはライセンスを持った義肢装具士《ぎしそうぐし》ですが、学校で学ぶのは義肢や義足の作り方で、インソールについては学びません。

アメリカの装具士には、脳梗塞《のうこうそく》などで足・脚が動かなくなった人の装具を作る人（装具士）、足・脚がなくなった人の義足を作る人（義肢士）、足のインソールを作る人（足装具士）と、全部違う3種類のライセンスがあります。

いつか、日本でも「足科」を標榜でき、足の専門医が誕生し、医療用のインソールを専門で作る足装具士資格が現れることを願ってやみません。

そうすれば、多くの人の足の悩みが軽減されることでしょう。

表参道に足専門クリニックを開いて

最後に私が東京都渋谷区、原宿の近くでやっているクリニックについて少し紹介させてください。足に関する専門医と専門メディカルスタッフでチーム医療をしている、日本では初めての足専門クリニックです。

形成外科を目指し、クリニックを開くまで

私が医師になろうと思ったのは、自分で言うのもなんですが、人並み外れて手先が器用だったからです。器用さを生かす道として外科や脳外科などもありましたが、研修医時代に経験して自分には向かないと感じ、形成外科を選びました。

整形外科ではありません。形成外科です。整形外科は、骨・関節・筋肉からなる運動器の機能を改善する診療科で、形成外科は体表面全体を診療対象とする外科です。

私は埼玉医科大学の形成外科に入局し、数少ないフットケアが専門の教授の下につきました。

そのときに診たのは、糖尿病のせいで足を切断することになった患者さんです。**足トラブルが小さいうちに対処していたら足を切ることはなかったのに、どうしようもなくなってから大学病院に来る患者さんの姿を見ると、胸が痛みました。**

一方で、巻き爪の手術もたくさん手がけたのですが、驚くほど患者さんが喜んでくれました。**そのときに、根本的な対処をしないために何度も再発する患者さんがとても多いことを知りました。**

その後、縁あって、足病学が進んでいるアメリカへ勉強にいく機会を得ました。

ポダイアトリストが指導してくれ、日本では学べなかったことを多く学べました。

２０１３年、足専門のクリニックを開業しました。日本で唯一の足専門クリニックです。自分一人でできることは限られているので、形成外科の仲間に声をかけて、数名で始めました。

その後、形成外科医だけではなく、皮膚科や整形外科などの専門医、足専門の看護師、理学療法士、義肢装具士など、足に関する各分野でのスタッフも集めました。

開業前には、巻き爪の手術や、糖尿病で壊死《えし》した足を切断から守るような治療をたくさんするだろうと見込んでいました。けれども蓋を開けてみると、最も多いのは外反母趾の患者さんでした。そして、足の悩みを抱えながら我慢している人がいかに多いかを実感しました。大学病院に来るのは、本当に重症の方です。

でも、そこまで重症ではないからと我慢し続けて、どんどん症状を悪化させてしまった人は本当に多いのです。

気がつくと私のクリニックは、そういう患者さんたちの駆け込み寺になっていました。

患者さんの顔は覚えてなくても……

クリニックの場所は、表参道という都心です。患者さんで多いのは40～50代の女性ですが、「今よりももっと足が悪くなって、歳をとったら歩けなくなるのでは」という不安を多くの方が感じています。

かなり高齢の方もいらっしゃいます。**最高齢は95歳。**歳をとると足に手が届かず、爪が切れなかったりタコが削れなかったりというお悩みの方もいらっしゃいます。

白状すると、私は人の顔を覚えるのが苦手です。患者さんの顔も、なかなか覚えられません。けれども、足の特徴はよく覚えられます。

同じ顔の人はいないように、足もみんな違うのです。

アメリカのポダイアトリストが使う専用の椅子（診察台）にかけてもらい、足の裏側もよく診ます。

足が痛むようになったきっかけを探すために、「どんな仕事をしているか」という質問もします。生活面での原因がわからなければ、一時的に痛みを取ったところで、また元に戻ってしまうからです。

また、どのように解決したいのかも聞きます。同じように「足が痛い」という人でも、具体的に解決したいことはさまざまですから、ゴールを見極めるのです。

一人ひとり違う足があり、一人ひとり微妙に違うトラブルがあります。その一つひとつに合った治療を、ていねいにすることを心がけています。治療だけではなく、予防についても対策を講じます。

足の使い方についてアドバイスをして、セルフケアを教えます。

そのエッセンスをまとめたのが、本書というわけです。

気がつくと、クリニックに来る患者さんの数が、うなぎ登りに増えていました。

理学療法士との強力タッグ

足の問題は「運動が薬」と言われます。ですから私のクリニックでは、運動を指導する理学療法士も欠かせない重要なスタッフです。

診察室やレントゲン室のほかにフットケア室があり、さらに広いリハビリ室があります。医師が診察してリハビリが必要だと判断された患者さんに施術や訓練をするところです。

その人が「ちゃんと歩ける」ようになるために最も必要なものは何なのかを見極め、一人ひとりに合わせたストレッチや、筋力トレーニングや、関節可動域を柔らかくするマッサージなどを、足専門の理学療法士が指導します。

リハビリスタッフは常勤だけでも5人いて、一人が一日に担当する患者さんは10人ぐらいです。できるだけ一人の患者さんには一人の理学療法士が受け持ちます。一回のリハビリにかかる時間は40分くらいです。

理学療法士による施術は高度で「○○テクニック」「○○法」などと呼ばれるものがいくつもあるのですが、わかりやすく言えば、ストレッチをかけたり、筋肉トレーニングで抵抗のかけ方を変えたり、歩くときに少し刺激を入れて歩き方を少しコントロールしたりします。

施術の種類は、部位別・目的別・負荷別で数限りなくあります。

そのなかでどなたにでも共通して有効なものを、本書の2章と3章にまとめています。

理学療法士自身が施術するほか、「自宅でやってください」という運動指導もします。50種類以上あるリハビリ方法のなかから理学療法士が選び、課題として持ち帰ってもらうのです。

基本的には、5分で終わる課題を、一つ出すだけです。複数の課題を出すと、どうしても自宅では続かないということもありますが、良くなったときにどれが効いたのかわかる必要があるので、一つに絞るのです。

同じ症状でも、「姿勢が悪い」「足が硬い」「指の力が弱い」「股関節が悪い」など問題点はいくつも考えられるので、優先順位をつけて課題を出します。その課題をちゃんとやってきた方は、効果が足に表れるので、次の課題に進むことになります。

私のクリニックには遠くから来る患者さんも多いので、頻繁に通うというわけにはいきません。たいていは月に1回ぐらいの頻度で来られます。

ですから、自宅でもリハビリができるように、セルフケアの指導に比重を置いているのです。

理学療法士は「運動を薬として出します。ですから、2週間から1カ月ちゃんとやってくださいね。それでどのような効果が出るか、次に判定してみましょう」と言うわけです。

といっても、「どうしても自分では何もやりたくない」と言う方もいらっしゃるので、そういうときにはインソールをすすめたうえで、クリニックで施術します。

日本では珍しいインソールを扱って

5章で少しだけ触れましたが、私のクリニックではそれぞれの患者さんの足に合わせて作る、医療用のインソールを提供しています。インソールについて詳しい形成外科医や整形外科医が処方し、義肢装具士に依頼して一個一個フルオーダーメイドで作る「オーソティクス」（ORTHOTICS）です。

患者さんには椅子に座ってもらい、義肢装具士の手で骨格配列を整えて、それで型取りをして作ります。

長さには3種類あり、スニーカーにはフル（ロング）サイズ、ビジネスシューズにはハーフなどと使い分けてもらっています。

自費なら5万円ぐらいかかりますが、保険が利くので7割が返ってくる仕組み（償還払い制度）になっています。つまり、約1万5千円の自己負担です。

実際に作っているのは、日本フットケアサービスという会社です。代表の大平吉夫さんもまた、アメリカで足病学を修めた方です。そこで作られるインソールは高品質で、同じようなものを見よう見まねで作っているところはたくさんありますが、クオリティーが違います。

また、硬いスポンジで作っているところが多いのですが、それでは長持ちしません。長持ちしないほうが作っているほうは儲かりますが、日本フットケアサービスはそのような製品ではなく、最低でも5年はもつものを作ってくれます。

5年もすれば、足の骨格が変わることも、足の脂肪が増減することもあるので、そういうときにはインソールを変える必要があります。

こうしたインソールを装着すれば、弱点のある足も、本来あるべきアーチに矯《きょう》正《せい》されます。足への負荷が減るのでトラブルの軽減や予防になります。ちゃんと歩けるようになり、疲れも減ります。

クリニックに来てほしいケース

この本を読んでくださった方には、ぜひセルフケアでご自身の足の弱点に向き合ってほしいと思います。それでも、できればクリニックに来ていただくほうがいいケースもあります。

たいていの方は「少し痛いな」というレベルではクリニックに来られません。**足の痛みはずっと続くものよりも、痛み出して少ししたら痛みがなくなる、ということを繰り返すもののほうが多いのです。**

「痛みが出る→治る」というサイクルを繰り返すわけですが、次第に「痛くなってから治るまでの期間」がだんだん長くなります。半年に1回ぐらいしか痛まなかったのが、2カ月に1回になり、1カ月に1回になり……、不安になって、ようやくクリニックの門を叩きます。

でも、それでいいのです。「医者にいくほどではない」とほうっておくより、医師の診断を受けたほうが安心です。

治るまでの時間が長くなるのは悪くなっているサインですから、そのときにはぜひ病院にいってみてください。

足が痛くなって、無意識のうちに膝などでかばうことで、別のところが悪くなっている可能性もあります。

扁平足は治りませんが、注射や理学療法をしたり、インソールを使ったりして、痛みを取ることはできます。

また、外反母趾だと思い込んでいたところ、本当は関節リウマチだったという場合もあります。リウマチというと、手に症状が出るイメージが強いと思いますが、足にリウマチが出ることもあるのです。ですから自分で判断せず、「おかしいな」と思ったら、早めに医療機関へいってください。

「手術」もほかのクリニックとは違う

足のトラブルへの対処法として望ましいのは、まずセルフケア。次が誰かの手によるケア（施術）で、最後が手術です。

外反母趾は、できるだけ早い段階でのケアが必要です。**もしもセルフケアもインソールもやらずにほうっておくと、本当に手術が必要な状態にまで悪化します。**私は年間に250〜300件、ほかの医師も含めるとクリニックとしては600件ほど外反母趾の手術をしています。

手術とひと口にいっても、足の形やアーチの崩れ方は多種多様なので、その人の足全体のバランスを見て一人ひとりの理想を追求します。

手術は出っ張った部分を削り取るのではなく、骨を一度二分割にして、理想的な形になる場所まで動かし、ネジで固定するという手法でおこないます。

入院期間は、両足でも3泊4日ですみます。溶けるネジを使うので、抜去《ばっきょ》する必要もありません。

手術を受けるために海外から来る方もいらっしゃいます。「結婚式で絶対にはきたいと思っていた靴を、あきらめなくてすみました」などと、本当にうれしそうにおっしゃる方も少なくありません。

ですが、できれば手術は受けたくないですよね？　ですから、まずはセルフケアです。そのために、私はこの本を書きました。

本書の内容がお役に立ち、あなたの毎日が快適に、楽しいものになることを、願っています。

おわりに

「あなたも快適な生活を取り戻してください」

最後まで読んでくださり、心からお礼申し上げます。

私のクリニックの待合室は、毎日「足のお悩み」を持つ患者さんであふれています。この本を手にしたあなたもまた、足のお悩みを抱えているのでしょう。

もしかすると、病院にいくことなく、足の痛みを我慢なさっているのかもしれませんね。

なぜ、我慢をしているのでしょうか?

誰でも歯が痛ければ〝歯医者〟にいくのに、足が痛くても〝足医者〟にいきません。それは仕方のないことです。先に述べたように、「足医者」の看板を掲げているクリニックや病院が周囲にないのですから。
私は日本にほとんどいない〝足医者〟として、多くの患者さんに向き合っています。そして痛感するのは、「足の痛みを我慢している人のなんと多いことか」、そして「原因をわかっていなくて、間違った対処をしている人のなんと多いことか」という現実です。

足の痛みは我慢する必要がないし、我慢すべきでもありません。我慢していて良くなることはありません。それどころか、足のトラブルがますます悪化する可能性すらあるのです。

本書を読んで、セルフケアを実践して、あなたの足のトラブルをぜひ解決してください。痛みやつらさから解放されてください。足の悩みがなくなれば、人生はもっと明るく楽しくなるはずです。

足は生活に直結しています。ですから私は、「生活していくうえで、自分だったらこうなるとうれしいかな」と患者さんの気持ちを想像しながら診察します。クリニックにいらした患者さんに、私はまず話を聞きます。何を悩んでいるのか、患者さん自身が「どこが」痛むのか、わかっていないケースも多いのです。問題が骨なのか、関節なのか、神経なのか、筋肉なのか、靭帯《じんたい》なのか、見極めなければいけません。そして、一人ひとりに合った治療、セルフケアの指導、インソール、手術などをしていきます。

「どこにいっても治らなかったけど、ここに来たら治った。もっと早く来ればよかった」という声を聞くと、ほんとうにうれしくなります。医師のやりがいは、患者さんに喜ばれることだとつくづく感じます。

広告や宣伝は何ひとつしていないのに、ほかの患者さんの体験談やブログ記事を読んで訪れる方が少なくありません。足の悩みは共感しやすいのか、患者さん同士で、インターネットで連絡を取り合ったりするようです。

足の悩みがなくなった患者さんの喜びを糧《かて》に、今日も私たちは診察と治療をしています。あなたもどうか足の悩みにさよならして、快適な生活を取り戻してください。


いつも一生懸命に患者さんのために働いてくれるクリニックのスタッフ、特に本書のために協力してくれた事務長で理学療法士の久保和也氏、そして素晴らしいインソールを作ってくれる義肢装具士《ぎしそうぐし》で日本フットケアサービス代表取締役の大平吉夫氏に、この場を借りて謝意を表します。

そして、多くの患者さん、この本を手にしてくださったお一人おひとりの、ご健康と幸せを願っています。我々のチームがお役に立つことができたなら、大きな喜びです。

外反母趾と足底腱膜炎 自力でできるリセット法

発行日　2025年2月18日　第1刷
発行日　2025年4月15日　第3刷

著者　桑原 靖

本書プロジェクトチーム
編集統括　柿内尚文
編集担当　小林英史
運動指導　久保和也
編集協力　深谷恵美、飯田みか
カバーイラスト　山内庸資
本文イラスト　高栁浩太郎
カバーデザイン　井上新八
本文デザイン　菊池崇＋櫻井淳志（ドットスタジオ）
校正　植嶋朝子

営業統括　丸山敏生
営業推進　増尾友裕、綱脇愛、桐山敦子、相澤いづみ、寺内未来子
販売促進　池田孝一郎、石井耕平、熊切絵理、菊山清佳、山口瑞穂、
吉村寿美子、矢橋寛子、遠藤真知子、森田真紀、氏家和佳子
プロモーション　山田美恵

編集　栗田亘、村上芳子、大住兼正、菊地貴広、山田吉之、
福田麻衣、小澤由利子
メディア開発　池田剛、中山景、中村悟志、長野太介、入江翔子、志摩晃司
管理部　早坂裕子、生越こずえ、本間美咲
発行人　坂下毅

発行所　株式会社アスコム

〒105-0003
東京都港区西新橋2-23-1　3東洋海事ビル
TEL：03-5425-6625

印刷・製本　日経印刷株式会社

Printed in Japan ISBN 978-4-7762-1390-1